VOLLSTÄNDIGER LEHRKURSUS DES

HYPNOTISMUS

IN ALLEN SEINEN PHASEN UND VERWANDTEN ERSCHEINUNGEN

VON

HANS ERTL,

PSYCHOLOGE

Mit 30 photographischen Abbildungen und über 50 genau beschriebenen Experimenten in mündlicher, telephonischer, schriftlicher, geistiger u. Heil-Suggestion

Oldtimertools-Verlag Diekholzen

Reprint der Auflage von 1922

Softcover: ISBN 978-3-98979-027-8

2024er Reprint der Auflage von 1922

Titel: Vollständiger Lehrkursus des Hypnotismus in allen seinen Phasen und verwandten Erscheinungen
Untertitel: Eine einfache und praktische Methode zur schnellen und unbedingten Erlernung des Hypnotismus und der suggestiven Einwirkungen (Suggestion)

Text: Hans Ertl

Verlag: Oldtimertools-Verlag,
Im Winkel 24,
31199 Diekholzen
www.oldtimertools-verlag.de

Kontakt: vertrieb@oldtimertools-verlag.de

Druck: CPI Druckdienstleistungen GmbH,
Ferdinand-Jühlke-Straße 7, 99095 Erfurt

Vorwort zum Reprint

Liebe Leser und Freunde vergangener Wissensschätze,

Wir haben es uns zur herzlichen Aufgabe gemacht, die bibliophilen Juwelen der Vergangenheit für Sie erneut zugänglich zu machen. In einer Zeit, wo rasante Fortschritte und die Flut von Neuem oft das Alte in den Schatten stellen, sehen wir einen unermesslichen Wert darin, das reiche Erbe unserer Vorfahren zu bewahren und zu teilen. Durch den Reprint dieser Werke, begeben wir uns auf eine spannende Reise durch die Zeit, um die Wurzeln unseres Wissens und unserer Kultur erneut zu erforschen.

Der Prozess der Wiederbelebung dieser alten Werke ist sowohl eine Herausforderung als auch ein Privileg. Wir bemühen uns, die alte Schrift von Fraktur in die heute gebräuchliche Form zu übertragen, um Ihnen eine angenehme Leseerfahrung zu ermöglichen. Die sorgfältige Aufbereitung jedes Reprints ist ein liebevolles Unterfangen, das darauf abzielt, die Authentizität und den Charakter des Originals zu erhalten.

Mit diesen Reprints wollen wir eine Brücke zwischen der Vergangenheit und der Gegenwart schlagen. Sie ermöglichen uns, die Evolution von Ideen und das Fortschreiten von Wissen zu erkunden. In den Seiten dieser Werke finden wir die Saat der Ideen, die die Basis für unsere heutige Welt gebildet haben.

Die Themen, die in diesen Reprints behandelt werden, sind vielfältig und spiegeln die Neugier und die breite Palette des menschlichen Interesses wider. Von den Naturwissenschaften bis zur Philosophie, von der Kunst bis zur Technik, diese wiederbelebten Werke bieten eine reiche Quelle des Wissens und der Inspiration.

Aus wissenschaftlicher und dokumentarischer Verantwortung heraus, haben wir die Texte in ihrer ursprünglichen Form belassen. Auch wenn manche Ansichten und Ausdrucksweisen heute überholt oder kontrovers erscheinen mögen, glauben wir fest daran, dass es von unschätzbarem

Wert ist, die Gedanken und die Sprache der Vergangenheit in ihrem authentischen Kontext zu erleben.

Jeder Reprint ist eine Einladung, die Welt durch die Augen vergangener Generationen zu betrachten, ihre Herausforderungen, ihre Entdeckungen und ihre Träume zu verstehen. Es ist eine Gelegenheit, einen Moment innezuhalten und die tiefe Verbindung zwischen der Vergangenheit, der Gegenwart und der Zukunft zu erkennen.

Wir hoffen, dass Sie durch die Seiten unserer neuen Reprints nicht nur Wissen, sondern auch Inspiration und eine tiefere Wertschätzung für das Erbe unserer Vorfahren finden werden. Es ist eine Ehre, diese Reise durch die Zeit mit Ihnen zu teilen und wir wünschen Ihnen viele erkenntnisreiche und bereichernde Stunden mit den Schätzen, die in diesen Reprints geborgen sind.

Ihr Michael Kirchgässler und

Ihr Team vom Oldtimertools-Verlag

Einleitung.

Dem Drängen meiner Freunde und Schüler nachgebend, habe ich mich entschlossen, diesen Kursus herauszugeben. Um den persönlichen Unterricht so gut als irgend möglich zu ersetzen, habe ich dessen Form beibehalten und mich bemüht, dem geschätzten Leser eine möglichst große Zahl wirklich guter und brauchbarer Instruktionen in einer solchen Form zu geben, daß jeder Laie mit gewöhnlichem Denkvermögen imstande ist, dieselben zu verstehen. Der Kursus zeigt Ihnen alles, was Sie brauchen, um Erfolg zu haben, und es ist darin nichts verschwiegen oder verschleiert, was Ihnen irgendwie von Nutzen sein könnte. Sollten Ihnen die hier niedergelegten Informationen zu einfach, um wahr zu sein, erscheinen, so ist dies kein Grund, eine gründliche Prüfung zu unterlassen, denn Sie werden sich sehr bald von der Güte und Brauchbarkeit dieses Kursus überzeugen und finden, daß gerade dessen Einfachheit und Klarheit ein Vorzug ist, der für den Anfänger nicht unterschätzt werden kann.

Nicht der Gedanke, dem geschätzten Leser weitere Kosten zu verursachen, sondern der Umstand, daß ein großer Teil der Leser der Ansicht ist, es könnten ihnen bzw. der Versuchsperson bei der Ausführung der suggestiven oder hypnotischen Versuche irgendwelche Unannehmlichkeiten zustoßen, sowie die Notwendigkeit, den Leser erst in die grundlegende Wissenschaft einzuführen, hat mich nach reiflicher Überlegung zu dem Entschluß gebracht, den vollständigen Lehrkurs in zwei Teilen der Öffentlichkeit zu übergeben, wovon der II. Teil den Titel „Hauptkursus" trägt. Das Studium der Suggestion und des Hypnotismus hat nur dann einen wirklichen Wert, wenn der Leser imstande ist, das Gelernte in die Praxis umzusetzen. Da es aber sehr schwer ist, den Leser zu einigen praktischen Versuchen zu veranlassen, ohne sein vollstes Vertrauen zu besitzen, hielt ich es für zweckmäßiger und in seinem finanziellen Interesse gelegen, ihn in diesem vorbereitenden Kursus erst an besonders leicht zu lösende und unbedingt harmlose Aufgaben zu stellen; denn es sind in der Regel nur ein oder zwei gelungene Versuche nötig, um das Eis zu brechen und dem Leser Mut zu größeren Versuchen einzuflößen. Von der gleichen Erwägung ausgehend habe ich mich bemüht, auch die einleitenden Versuche des Hauptkursus so leicht ausführbar zu gestalten, daß ein Mißerfolg fast gänzlich ausgeschlossen ist.[1])

Ich hoffe, daß Sie diesen Kursus nicht nur oberflächlich studieren, sondern erwarte, daß Sie sich ernstlich Mühe geben, das hier Gebotene mit Fleiß und Ausdauer in die Praxis umzusetzen, und stets bedenken, daß „*das Geheimnis des Erfolges einzig und allein in Ihnen selbst liegt.*“

Ein Blick auf den Inhalt und die Ausstattung des bereits in zweiter Auflage erschienenen Hauptkursus zeigt jedem, der die bedeutenden Herstellungskosten eines Werkes in der Stärke von 247 Seiten und den Preis der für die 41 Abbildungen nötigen photographischen Aufnahmen und Klischees zu schätzen vermag, daß hier dem verehrlichen Publikum ein in jeder Beziehung preiswürdiges Buch geboten wird.

Hauptkursus ab 10/2024 erhältlich Softcover 978-3-98979-196-1
Hardcover 978-3-98979-197-8

INHALT

I. Vorbereitender Teil..5
schenken Sie mir volles Vertrauen, ...6
Angeborene Kräfte sind nicht nötig.................................7
Ihre Furcht vor unangenehmen Zufällen ist gänzlich begründet...16
die Neigung zur Autosuggestion....................................18
Eventuelle Befürchtungen der Versuchsperson müssen Sie unter allen Umständen schon vor den Versuchen beseitigen...19
Anwendung der Methoden und Manipulationen.............27
der Schlüssel zum Erfolg,..31
Die Geheimnisse der Suggestion....................................31
Der richtige Gebrauch der Stimme.................................38
Der Gebrauch der Augen 42
der Gebrauch des Heilmagnetismus...............................48
Ihre magnetische Kraft zu prüfen und zu entwickeln,....50
Wie man sich selbst magnetisieren kann.........................58
Welche Personen sind am leichtesten zu hypnotisieren bzw. suggestiv zu beeinflussen?....................................61
Was besonders zu beachten ist.......................................62
II. Experimenteller Teil..65

Wie man Versuchspersonen erhält.................................65
Ein einleitender Versuch..68
1.Die magnetische Kette..68
A. Direkte mündliche Suggestionen.............................70
2. Die magnetischen Hände...70
3. Das Elektrisieren...72
4. Das Händefesseln...76
5. Das Steifmachen des Armes.......................................79
6. Das Steifmachen der Füße (Beine)............................83
7. Das Vorwärtsfallen..84
8. Das Rückwärtsfallen..86
9. Das Abstoßen...88
10. Die Versuchsperson ist unfähig, die Augen zu öffnen..
....89
11. Die Versuchsperson ist nicht imstande, die Augen zu schließen...91
12. Die Versuchsperson kann den Mund nicht öffnen....92
13. Die Versuchsperson ist nicht imstande, den Mund zu schließen...94
14. Das Stottern...94
15. Die Versuchsperson vergißt ihren Namen................96
16. Die Versuchsperson kann nicht über einen Stock springen...101
17. Die Versuchsperson kann den Stock nicht aufheben.
....103

18. Die Versuchsperson kann den Stock nicht fallen lassen....104
19. Den Stock so schwer machen, daß er die Person zu Boden drückt....105
20. Die Versuchsperson kann ein Buch nicht öffnen...108
21. Die Versuchsperson ist unfähig, irgend einen Gegenstand vom Tische wegzunehmen....109
22. Ein Geldstück heiß machen....110
23. Die Versuchsperson wird veranlaßt, mit der Faust auf ein Geldstück zu schlagen, trifft aber stets daneben......114
24. Die Person ist nicht imstande, eine Kerze auszulöschen....115
25. Die Versuchsperson ist unfähig, ein Streichhölzchen entzwei zu brechen....116
26. Erzeugung von Körperkraft....117
27. Der verzauberte Hut....118
28. Die Versuchsperson glaubt eine Maschine zu sein..119
29. Der Schatten des Hypnotiseurs....120
30. Die Versuchsperson kann vom Stuhl nicht mehr aufstehen....122
31. Die Versuchsperson kann sich nicht setzen....124
32. Die Versuchsperson bringt ihre Hände nicht aus den Taschen....125
33. Die Versuchsperson dreht ihre Hände und kann nicht mehr aufhören....125

34. Die Versuchsperson ist unfähig, gewisse Zahlen oder Buchstaben auszusprechen....127
35. Die Versuchsperson kann bei einem bestimmten Buchstaben nicht mehr weiter schreiben....128
36—39. Veränderung der Schrift durch Suggestion.....130
40. Wie man die Person zum Niesen zwingt....134
41. Die Beeinflussung des Geschmacksinnes....135
42. Sich unsichtbar machen....136
43. Der Bannstrich....139
B. Telephonische Suggestionen....141
44. Die Versuchsperson kann die Höhrrohre nicht loslassen....142
45. Die Höhrrohre heiß machen.... 144
46. Wie man Jucken erzeugt....145
C. Schriftliche Suggestionen....148
47. Die Versuchsperson kann das beschriebene Papier nicht mehr loslassen....149
48. Das Schließen der Augen....150
49. Erzeugung von Kälte....151
50. Erzeugung von Hitze....152
51. Die Versuchsperson kann nicht mehr auf dem Stuhl sitzen bleiben....152
D. Geistige Suggestionen....154
Vorbereitung.... 155
Konzentration Ihrer Gedanken....158

Übungen zur Kontrolle des Körpers und der Gedanken.
....159
Gedanken verursachen Schwingungen,........................161
Kleinere Versuche..163
Größere Versuche..168
III. Praktischer Teil...172
Krankenheilung durch Wachsuggestion........................172
Allgemeine Behandlung..174
Suggestionen, während Sie Ihre Hände aus den Kopf des Patienten legen:..177
Suggestionen, während Sie Ihre Hände auf Brust und Rücken des Patienten legen:...178
Suggestionen, während Sie Ihre Hände auf den Leib und die Nieren des Patienten legen..................................179
Suggestionen, während Sie Ihre Hände auf die Magen- und Lebergegend des Patienten legen...........................180
Wie man Kopfschmerzen heilt..................................180
Wie man Rheumatismus behandelt.............................185
Wie man Zahnschmerzen beseitigt.............................187
Wie man Verstopfung kuriert....................................189

I. Vorbereitender Teil.

Verehrte Leserin und geschätzter Leser! Gedenken Sie des feierlichen Augenblickes, wo Sie vor dem Tempel der Sais stehen, im Begriffe, diesen zu betreten, um das geheimnisvolle, dicht verschleierte Bild der Göttin „Wahre Erkenntnis“ in unverhülltem Glanze zu schauen.

Wenn Sie mir geloben, die gewonnene Erkenntnis nur zu guten und wohltätigen Zwecken zu gebrauchen, will ich Ihnen die Tore des Tempels erschließen, und Ihnen gestatten, das verschleierte Bild zu schauen. Prüfen Sie noch einmal Ihre Absichten und, wenn Sie mit innerster Ueberzeugung sagen können, daß diese gut und edel sind, dann folgen Sie mir ohne Zagen.

Hans Ertl.

Verehrte Leserin, geschätzter Leser! Mögen Sie auch in weiter Ferne weilen, im Geiste bin ich nun bei

Ihnen, bereit, Ihnen meine Hand zu reichen, um Sie mit fachmännischem Geschick in das hochinteressante Gebiet der Wachsuggestion und des Hypnotismus einzuführen. Schlagen Sie herzhaft ein in die dargebotene Hand und

schenken Sie mir volles Vertrauen,

denn nur, wenn Sie mir unbeschränktes Vertrauen schenken, werden Sie alle bisher gefaßten Ansichten und Meinungen fallen lassen und ganz meinen Informationen entsprechend handeln; dies muß zur Folge haben, daß Sie, wenn Ihnen eine einigermaßen geeignete Versuchsperson zur Verfügung steht, überraschende Erfolge erzielen werden. Ich mache hier keine unerfüllbaren Versprechungen, sondern habe die feste Absicht, aus Ihnen einen wirklich erfolgreichen Hypnotiseur zu machen. Wenn Hunderte von Lesern der ersten Auflagen schon nach kurzem Studium die besten Erfolge erzielten, warum sollten Sie eine Ausnahme machen? Sie sind sicher ebenso befähigt, vielleicht sogar noch fähiger. Wenn Ihnen auch zurzeit noch das Vertrauen in Ihr Können fehlt, so wird sicher mit der Lust zu diesem wertvollen Studium auch das Selbstvertrauen erwachen und nach einigen Versuchen werden Sie nicht nur zu den begeisterten Anhängern dieser Wissenschaft, sondern auch zu meinen besonders erfolgreichen Schülern zählen.

Angeborene Kräfte sind nicht nötig.

Sehr verbreitet ist die Ansicht, zur Erlernung bzw.. Ausführung der suggestiven oder hypnotischen Einwirkung seien gewisse angeborene oder wenigstens schwer zu erwerbende Kräfte notwendig. Allerdings sind bei der Hervorrufung suggestiver bzw. hypnotischer Erscheinungen zwei eigentümliche Kräfte wirksam. Die erste vom Hypnotiseur ausgehende Kraft ist „die Macht des gesprochenen Wortes". Diese Macht kann von jeder intelligenten Person, ohne Unterschied des Alters, Geschlechtes oder Bildungsgrades, erworben werden. Alles, was der Hypnotiseur braucht, besteht in einem ruhigen, Vertrauen erweckenden Auftreten, einer fließenden und überzeugenden Redeweise und guten Kenntnis der Eigenheiten der Einbildungskraft seiner Versuchspersonen. Damit haben wir bereits die zweite zur Mitwirkung unbedingt erforderliche Kraft erwähnt. Nicht der Hypnotiseur ist es, welcher die wunderbaren Erscheinungen der Suggestion bewirkt, sondern die Einbildungskraft der Versuchsperson ist die Zauberin, welche, wenn man ihre Eigenheiten kennt und benutzt, die Erscheinungen der Suggestion hervorruft. Wenn ich hier die Behauptung aufgestellt habe, daß keine angeborenen Kräfte nötig sind, so hat dies nur für den Hypnotiseur Geltung; denn für die Versuchsperson ist, wenn Sie zu derartigen Versuchen geeignet sein soll, eine lebhafte Vorstellungs- bzw. Einbildungskraft Bedingung. Selbst der beste Hypnotiseur kann nur bei Personen mit genügend starker Einbildungskraft suggestive Erscheinungen bewirken. Würde es sich aber um eine vom Hypnotiseur ausgehende Kraft allein handeln, dann müßte dieser, insofern ihm nicht direkter Widerstand geleistet wird, jede Person beeinflussen können. Sie werden aber bald die Erfahrung machen, daß Sie nicht jede Person suggestiv oder hypnotisch beeinflussen können. Woran mag das liegen? Sicherlich nicht an Ihnen, sondern an der Ihnen zur Verfügung stehenden Versuchsperson. Nach dem bisher Gesagten braucht man also im Falle eines Mißerfolges den Mut nicht zu verlieren, denn die nächste Versuchsperson kann sogar ganz hervorragend geeignet sein.

Ihre Furcht vor unangenehmen Zufällen ist gänzlich unbegründet.

Die Ansicht, es könnten bei den suggestiven oder hypnotischen Versuchen dem Hypnotiseur bzw. der Versuchsperson irgendwelche Unannehmlichkeiten, z. B. den Einfluß nicht mehr beseitigen zu können usw., zustoßen, hindert oft gerade die fähigsten Leser, derartige Versuche mit Ernst und Ausdauer zu unternehmen. Wiederholt mußte ich die Erfahrung machen, daß Schüler, nachdem es ihnen gelungen war, eine Person einzuschläfern, diese rasch wieder und zwar mit größter Aengstlichkeit erweckten, oder sobald sie merkten, daß sie irgendeinen Einfluß erzielt hatten, diesen sofort wieder beseitigten. Warum die Siegespalme wieder fallen lassen, nachdem man sie bereits in den Händen hatte? Warum nicht vorwärts schreiten auf der Bahn des Erfolges, nachdem der schwierigste Teil überwunden ist? Hier ist der wunde Punkt, wo so viele befähigte Schüler stecken bleiben und nicht den Mut haben, die angefangene Arbeit zu vollenden. Ich hoffe, lieber Leser, daß Sie es nicht ebenso machen, sondern daß es mir gelingen möge, Ihnen Mut und Selbstvertrauen einzuflößen und Sie zu veranlassen, das begonnene Werk auch voll und ganz zu vollenden. Haben Sie Vertrauen zu mir, verehrte Leserin und geschätzter Leser, ich will Ihnen die nötige Aufklärung geben und Ihnen zeigen, wann und unter welchen Bedingungen unliebsame Zufälle eintreten können und wie sie zu vermeiden sind. Ihre Furcht entspringt dem Umstande, daß Sie mit dieser Wissenschaft noch zu wenig vertraut und vielfach falsch unterrichtet sind; sobald Sie sich aber einmal auf diesem Gebiete, wie man sagt „heimisch" fühlen, haben Sie auch keinen Grund zu irgendwelchen Befürchtungen.

Lassen Sie bei Ihren Versuchspersonen niemals

eintreten, d. h. lassen Sie in der Versuchsperson niemals den Gedanken aufkommen, daß Sie evtl. nicht imstande seien, den erzeugten Einfluß zu beseitigen. Wenn Sie es verstehen, Ihrer Versuchsperson die Ueberzeugung beizubringen, daß Sie Ihrer Sache unbedingt sicher sind und ihr auch durch Benehmen und Handlung zeigen, daß Sie Ihre Sache verstehen und sich in allen Lagen zu helfen wissen, dann wird die Versuchsperson keinen Grund haben, sich einzubilden, Sie könnten den erzeugten Einfluß nicht wieder zurücknehmen.

Im Falle Sie durch unsicheres Auftreten und zaghaftes Experimentieren die Versuchsperson zu dem Glauben veranlassen, daß Sie Ihrer Sache nicht recht sicher sind oder überhaupt nichts verstehen, kann die Autosuggestion bzw. die Einbildungskraft der Versuchsperson Ihnen die Beseitigung des Einflusses erschweren, aber, einige Geschicklichkeit und etwas Mut vorausgesetzt, nicht unmöglich machen, unter Umständen wird, wohl in den meisten Fällen ohne Ihr besonderes Zutun, der erzeugte Einfluß von selbst verschwinden und der normale Zustand wieder eintreten. Sie können ohne irgendwelche Befürchtung sämtliche suggestiven und hypnotischen Versuche ausführen, wenn Sie es verstehen, Ihre Versuchsperson schon vor dem Versuche von der Unschädlichkeit dieser Experimente zu überzeugen.

Eventuelle Befürchtungen der Versuchsperson müssen Sie unter allen Umständen schon vor den Versuchen beseitigen.

Die Polizeibehörde eines kleinen Provinzstädtchens fand es ratsam, mich darauf aufmerksam zu machen, daß ich verpflichtet sei, jede Person, die sich meinem Einflusse hingebe, „eindringlichst" auf die „Gefahren" (!) der Suggestion und Hypnose aufmerksam zu machen. Anfangs war ich erstaunt über diese „Weisheit" der betreffenden Behörde. Um die Sache noch zu bekräftigen und mich möglichst ins Bockshorn zu jagen, wurde mir bedeutet, daß diese Vorschrift von Herrn Bezirksarzt Dr. — ausgehe. Es liegt nun in meiner Natur, trotz allem Respekt vor der „hl. Hermandad" und aller Hochachtung vor den Vertretern der Wissenschaft in manchen Punkten auf Grund selbständiger Beobachtung mir eine eigene Meinung zu bilden. Ich ging zum Herren Bezirksarzt, und als ich nach dessen vergeblichen Versuchen, mir die Tür zu weisen, endlich zu Worte kam, gab ich dem unfreundlichen Herrn folgende Erklärung: „Ihre Anordnung, Herr Bezirksarzt, beweist deutlich, daß weder Sie noch die Polizeibehörde eine Ahnung von dem Wesen und der Bedeutung der Hypnose haben, Sie verordnen einfach Kraft Ihrer Autorität, die ich Ihnen in Bezug auf Medizin und Chirurgie nicht absprechen will, aber in Bezug auf Hypnose unbedingt absprechen muß, ins Blaue hinein. Wenn ich einer Person erkläre, daß diese oder jene Gefahren existieren, dann bekommt sie schon vor dem Versuche eine solche Angst, daß sie, im Falle sie nicht sofort ausreißt, sich während der Hypnose mit Bestimmtheit eine der vorher erwähnten Gefahren einbilden wird, was dann zur Folge haben muß, daß diese Einbildungen zur Wirklichkeit werden und eine Beeinflussung bzw. Heilwirkung bedeutend erschweren, wenn nicht ganz unmöglich machen. Statt, wie Sie glauben, das Publikum zu schützen, würden Sie Gefahren veranlassen, die sonst gar nicht existieren. Anders dagegen verhält es sich, wenn ich mich bemühe, eine Person, die Befürchtungen zeigt, von der Unschädlichkeit der suggestiven und hypnotischen Einwirkung zu überzeugen; in diesem Falle wird die Person sich ruhig dem Einflusse hingeben und, da sie nur Gutes erwartet, kann auch den Gesetzen der Einbildungskraft zufolge nur Gutes eintreten. Wenn man es mit so launischen Kräften, wie die Einbildungskraft einer Versuchsperson, einer kranken oder gar hysterischen Person, zu tun hat, darf man auf unfachmännische polizeiliche oder ärztliche Anordnungen nicht zu große Rücksicht nehmen. Man will doch dem Patienten nützen und nicht, wie es in solchen Fällen oft geschehen würde, schaden."

Zeigt also eine Person vor den Versuchen irgendwelche Befürchtungen, dann ist es Ihre moralische Pflicht, ehe Sie irgendwelche Versuche beginnen, jede, auch die leiseste Befürchtung, durch glaubwürdige und vertrauliche Besprechung gründlich zu beseitigen. Sie müssen es erlernen, mit Ihren Versuchspersonen, Patienten usw. so zu sprechen, daß Ihnen unbedingt geglaubt wird; jedes Wort, das Sie zu einer solchen Person sprechen, muß eine wohldurchdachte Suggestion sein. Sie brauchen, ja Sie dürfen der Person nicht klipp und klar die Geheimnisse der Suggestion bzw. Einbildungskraft erklären, wie ich sie Ihnen gegenüber in diesem Kursus darstelle, sondern Sie müssen es verstehen, der Person die Ueberzeugung beizubringen, daß Sie Ihre Kunst so gründlich beherrschen, daß ein Fehlschlag oder eine unangenehme Wirkung unbedingt ausgeschlossen ist. Lassen Sie Ihren Versuchen stets eine beruhigende, die Person von Ihrer Fähigkeit überzeugende Erklärung vorausgehen. Sie dürfen aber mit Ihrem Können nicht prahlen, denn dies würde abstoßend wirken und nur wenige würden sich düpieren lassen. Was Sie sagen, muß wahr sein oder wenigstens müssen Sie bestrebt sein, es durch Fleiß und Übung wahr zu machen. Jedermann wird sich leichter zu einem Versuch hergeben, wenn er weiß, um was es sich handelt, und wenn er überzeugt ist, daß Sie Ihre Kunst gründlich verstehen, als wenn Sie ohne

Erklärung zu hypnotisieren anfangen und die Person „Gefahren" fürchtet, die nur in der Einbildung existieren.

Machen Sie es anderen Personen unmöglich, Ihrer Versuchsperson nach der suggestiven oder hypnotischen Beeinflussung irgendwelche „Gefahren" zu suggerieren.

Unberufene Personen finden in ihrer Besorgnis oder Wichtigtuerei die suggestiven und hypnotischen Versuche höchst verwerflich und unbedingt schädlich. Bedenken Sie, daß solche Besserwisser, wenn sie sich in Ihrer Gegenwart auch nicht zu äußern wagen, doch in Ihrer Abwesenheit über die Versuchsperson herfallen, um in ihrer Unkenntnis dieser recht schädliche Suggestionen aufzudrängen. Man kann sie sagen hören: „Wie können Sie nur so ungeschickt sein und sich diesem Manne (Frau oder Fräulein) so hingeben. Sie haben gar keine Ahnung, wie durch hypnotische Experimente Ihre Nerven ruiniert werden. Man sieht Ihnen die Folgen dieser Experimente deutlich an. — Sie werden schon ganz blaß. — Mein Gott, wie sich jetzt auf einmal Ihr Aussehen verändert, Sie werden ja ganz blaß, ja Sie werden rasch blässer und beginnen zu zittern. — Sie fühlen sich wohl recht schwach? — Ich habe es mir ja gleich gedacht, daß es so kommen wird. Setzen Sie sich doch, Sie sehen sehr angegriffen aus, ich will Ihnen „Hofmannstropfen" bringen und dann schnell einen Arzt rufen uff. uff." In dieser und ähnlicher Weise wird von den „besorgten Freunden" drauf los suggeriert und haben dann diese Suggestionen Erfolg, so wird die Schuld dem Hypnotismus bzw. dem Hypnotiseur in die Schuhe geschoben. — Ein anderes Beispiel: Ein Kranker kommt zu Ihnen mit dem Ersuchen, ihn hypnotisch oder magnetisch zu behandeln, da er bereits wiederholt von Ihren Erfolgen gehört und infolgedessen volles Vertrauen zu Ihnen habe. Sie haben Mitleid mit diesem Manne und geben ihm eine Behandlung im Wachzustande oder versetzen ihn, wenn er sich als empfänglich genug erweist, in hypnotischen Schlaf. Nachdem Sie wiederholt die entsprechenden Heilsuggestionen erteilt haben, erwecken Sie den Kranken. Dieser erwacht und ist erstaunt über das große Wohlbefinden, das während des Schlafes an Stelle der Krankheit getreten ist und gibt diesem Erstaunen in beredten Worten Ausdruck. Sie ersuchen den Patienten, am nächsten Tage zur Befestigung der soeben erzielten Heilwirkung wieder zu kommen. Mit Begeisterung und froher Hoffnung entfernt sich der Kranke. Da naht sich das Verhängnis in Gestalt eines „guten Freundes", der, wie es so viele gibt, die Weisheit gepachtet zu haben glaubt. Mit Begeisterung erzählt ihm der Patient von der soeben erhaltenen magnetisch-suggestiven Behandlung und erklärt, sich nun recht wohl zu befinden und voll froher

Hoffnung zu sein. Statt diese Hoffnung noch mehr anzuregen und zu befestigen, sagt der „gute Freund", den Patienten verächtlich anblickend: „Gehörst Du auch zu denen, die nicht alle werden? Glaubst Du denn wirklich, daß mit so einem Schwindel eine Heilung bewirkt werden kann? Die Wissenschaft sagt „nein" und was die Wissenschaft sagt, muß wahr sein. Man hat Dir Deine Heilung nur vorgegaukelt, ich sehe es Dir jetzt schon an, wie der alte Zustand wieder eintritt. Siehst Du, jetzt machen sich schon die alten Schmerzen bemerkbar, Du wirst ja ganz blaß, Du fühlst Dich jetzt noch matter und elender als vor dieser Gaukelei uff. uff." Sobald der gute Freund sein Möglichstes getan hat, um die von Ihnen erzielten günstigen Heilwirkungen zu zerstören, läßt er den vor Überraschung sprachlosen Patienten stehen und entfernt sich mit den Worten: „Habe ich es Dir nicht gesagt, daß Du einem Schwindler zum Opfer gefallen bist, wo ist jetzt Dein Wohlbefinden?"

Hoffnungslos und gebrochen geht der Kranke nach Hause, um sich vielleicht nach einigen verzweiflungsvollen Tagen oder Wochen einem wirklichen Schwindler in die Arme zu werfen. Wenn Sie, lieber Leser, einen Augenblick über die erwähnten, in der Wirklichkeit sich täglich wiederholenden Beispiele nachdenken, dann muß sich Ihnen die Frage aufdrängen: „Wie ist es möglich, daß eine der

Gesetze der Suggestion und des Hypnotismus vollständig unkundige Person so mächtige suggestive Wirkungen erzielen und die von einem Fachmann bewirkten guten Einflüsse so rasch und gründlich zerstören kann?" Auf diese Frage muß ich wieder mit einer Frage antworten: „Wenn eine beliebige Person ohne der geringsten Kenntnis der Suggestion und des Hypnotismus so mächtige suggestive Erscheinungen bewirken kann, warum sollten Sie, lieber Leser, nachdem Sie sich durch das Studium dieses Kursus alle in dieser Beziehung wünschenswerten Kenntnisse erworben haben, nicht auch imstande sein, eine Person suggestiv zu beeinflussen, vorausgesetzt natürlich, daß diese für derartige Einwirkungen überhaupt empfänglich ist? Kann es möglich sein, daß Sie das, was ein Laie (Unkundiger) zustande bringt, nach dem Studium dieses Kursus nicht auch und zwar in gutem Sinne fertig bringen?"

Unterlassen Sie es nie, solchen schädlichen Suggestionen anderer vorzubeugen! Stärken Sie durch geeignete Suggestionen genügend die Willenskraft Ihrer Versuchsperson, sie gibt sich Ihnen ja hin in dem festem Vertrauen, daß Sie Meister Ihrer Kunst sind und ihr folglich nichts Unangenehmes zustoßen kann. Machen Sie jede Versuchsperson für derartige Einwirkungen unempfänglich, indem Sie ihr eine spezielle Behandlung zur Stärkung ihres Willens geben. Lassen Sie die Person bequem auf einem Stuhl Platz nehmen und legen Sie, nachdem sie die Augen geschlossen hat, Ihre rechte Hand auf deren Hinterkopf und die linke auf die Stirne. Nach einigen Minuten streichen Sie mit Ihrer linken Hand zirka 10—20 mal (mit Berührung) von der Nasenwurzel aufwärts über die Stirne und suggerieren bzw. sprechen in überzeugender und eindringlicher Weise: „Durch diese Behandlung wird Ihre Willenskraft so gestärkt, daß Sie jeder unangenehmen Ueberredung ganz energisch widerstehen können. Sie haben jetzt einen starken Willen durch Hypnotismus erlangt und ich erwarte von Ihnen, daß Sie zum Dank für diese Wohltat sich von niemand eine Schädlichkeit des Hypnotismus und seiner Experimente einreden lassen. Sollte es jemand unternehmen, Ihnen eine Schädlichkeit meiner Versuche glauben zu machen, so werden Sie ruhig und bestimmt erklären: „Was verstehen Sie von Hypnotismus? Sie haben gar kein Recht, über eine Wissenschaft, die Sie nicht verstehen, zu urteilen. Ich habe volles Vertrauen zum Hypnotismus und weiß, daß die Experimente in der Weise, wie Sie Herr N. N. (nennen Sie Ihren Namen) ausgeführt hat, vollständig unschädlich sind. Geben Sie sich weiter keine Mühe, mir meine Überzeugung zu erschüttern, Sie würden dies nie fertig bringen."

In dieser oder ähnlicher Weise suchen Sie auf die Versuchsperson oder den Patienten einzuwirken, um es so manchen guten Freunden oder Wichtigtuern unmöglich zu machen, den erzeugten günstigen Einfluß zu zerstören.

Im Allgemeinen herrscht die Ansicht, die peinlichst genaue

Anwendung der Methoden und Manipulationen

sei zur Erreichung guter Erfolge unerläßlich. Diese Ansicht hat zur Folge, daß die meisten Anfänger, sobald sie einen Versuch unternehmen, meist ratlos dastehen, da sie nicht zu entscheiden vermögen, welche Methode sie anwenden oder welche Manipulation sie gebrauchen sollen. Vor lauter Aengstlichkeit, ja die passendste Methode zu wählen und diese mit der peinlichsten Genauigkeit anzuwenden, kommen sie nie dazu, einen Versuch exakt und sicher auszuführen und fortwährender Mißerfolg ist die unvermeidliche Folge.

An der Hand einiger Beispiele will ich Ihnen beweisen, daß alle Methoden und Manipulationen nichts weiter sind, als Hilfsmittel, um die Einbildungskraft der Versuchsperson oder des Patienten besser anzuregen und so die Wirkung der mündlichen Suggestion zu verstärken. Wenn Sie in Abwesenheit der Versuchsperson eine Messerspitze voll Mehlzucker in ein Glas Wasser geben und dann die Versuchsperson zum Trinken des Wassers mit dem aufgelösten Mehlzucker veranlassen, so werden Sie an ihr nicht die geringsten suggestiven oder hypnotischen Erscheinungen wahrnehmen können, sie wird erklärlicherweise vielleicht nach dem Zweck dieser Handlung fragen. Nun aber verfahren Sie in folgender Weise: Sie lassen die Versuchsperson in einem Stuhle oder sonst wo bequem Platz nehmen, sagen ihr in ruhiger und glaubwürdiger Weise, daß Sie nun die Absicht hätten, die Person mit Hilfe eines nie versagenden, aber unbedingt harmlosen Schlafpulvers einzuschläfern. Während Sie in Gegenwart der Versuchsperson von dem bereits gebrauchten Mehlzucker abermals eine Messerspitze voll in ein Glas Wasser geben, schildern Sie mit möglichster Lebhaftigkeit Schlafsymptome, wie sie nach dem Gebrauch wirklicher Schlafmittel einzutreten pflegen, und erklären ihr in überzeugender Weise, daß diese Erscheinungen sich nach dem Gebrauche dieses Mittels bei ihr einstellen werden. Veranlassen Sie dann die Person unter wiederholter Versicherung der prompten und zuverlässigen Wirkung dieses Mittels das Wasser zu trinken, die Augen zu schließen und eine bequeme Lage einzunehmen, um so die bald eintretenden, bereits wiederholt geschilderten Schlafsymptome zu erwarten. Sie wird, eine genügende Konzentration der Gedanken und lebhafte Einbildungskraft vorausgesetzt, allmählich einschlafen.

Wo liegt da nun die wirkende Kraft? Etwa im Wasser bzw. Mehlzucker? Gewiß nicht, denn dann hätte ja das Wasser oder der Mehlzucker bei dem vorhergehenden Versuche die gleiche Wirkung hervorrufen müssen. Die Lösung des Rätsels ist nicht schwer: Der Mehlzucker war nichts weiter als Mittel zum Zweck. Durch die glaubwürdige Versicherung, daß es sich hier um ein wirkliches Schlafpulver handle, wurde die Einbildungskraft angeregt und durch Schilderung der Schlafsymptome in bestimmte Bahnen gelenkt, mit dem Trinken dieses Wassers aber erreichte die Einbildungskraft ihren Höhepunkt und das Resultat war das Fühlbarwerden der Schlafsymptome, bzw. das allmähliche Eintreten des Schlafes. Sie haben gesehen, daß der Versuch im ersten Falle erfolglos war und zwar einzig und allein aus dem Grunde, weil Sie es unterlassen haben, die Erwartung und Vorstellung auf das hinzulenken, was Sie zu erreichen beabsichtigten.

Ein anderes Beispiel: Eine Person klagt über irgendwelche Schmerzen. Sie sagen zu ihr, daß ihr Leiden verschwunden sei, worauf die Person Ihnen antworten wird: „Wie kann denn mein Leiden verschwinden, wenn Sie nichts dagegen tun?“ Sie erwidern dann: „Gut, ich werde Ihnen helfen.“ Gleichzeitig legen Sie Ihre Hand auf die leidende Stelle und machen verschiedene Manipulationen. Hierauf beginnen Sie das Nachlassen und allmählich gänzliche Schwinden der Schmerzen recht glaubwürdig und lebhaft zu schildern. Was ist die Folge? Die Person wird schon nach kurzer Zeit die Äußerung machen, daß sie nun deutlich das Abnehmen und gänzliche Schwinden der Schmerzen fühle. — Wo liegt nun hier die wirkende Kraft, nachdem die bei dem vorhergehenden Versuche erprobte mündliche Suggestion scheinbar gänzlich versagte? Auch die Lösung dieses Rätsels ist nicht schwer. Die Versuchsperson hatte nicht den Glauben, von dem unser hochverehrter Meister Jesus Christus sagen konnte: „Gehe hin, dein Glaube hat dir geholfen.“ Da sie der Ansicht war, es müßten erst gewisse Manipulationen ausgeführt werden, um eine Besserung oder Heilung zu bewirken, war die mündliche Suggestion allein nicht imstande, die gewünschte Wirkung zu erzielen, sie mußte erst durch die suggestive Wirkung einer unverständlichen Handlung verstärkt werden, ehe es möglich war, die Einbildungskraft derart anzuregen, daß eine Besserung bzw. Heilung bewirkt werden konnte.

Ein drittes Beispiel: Wählen Sie aus den im experimentellen Teil beschriebenen Versuchen einen beliebigen aus und machen Sie an einer Versuchsperson alle beschriebenen Manipulationen, ohne ihr Ihre Absicht wissen zu lassen. Was Sie auch immer für einen Versuch wählen, was für eine Manipulation Sie ausführen werden, Sie werden niemals den gewünschten Erfolg erzielen, es sei denn, daß Sie der Person in lebhafter und bestimmter Weise den Zweck Ihrer Handlungen erklären. — Die Schilderung regt die Einbildungskraft der Person an und lenkt sie in bestimmte Bahnen und die Manipulationen verstärken den erzeugten Einfluß. Ohne mündliche Suggestion, d. h. ohne die Person wissen zu lassen, was bezweckt werden soll, sind alle Manipulationen fast wertlos; mit Hilfe der mündlichen Suggestion kann jedes an sich wertlose Ding oder jede Manipulation ein brauchbares Mittel werden, um die Zauberin Einbildungskraft zur Ausführung des Gewünschten zu veranlassen. Die mündliche Suggestion bleibt stets

der Schlüssel zum Erfolg,

alles andere aber nur Mittel zum Zweck.

Die Geheimnisse der Suggestion.

Mancher Leser dürfte schon auf Grund der vorhergehenden Ausführungen einen Einblick in das Wesen und

Wirken der Suggestion gewonnen haben; doch kann ich es nicht unterlassen, die Geheimnisse der Suggestion einer ausführlichen Betrachtung zu unterziehen, da sie den Schlüssel zum Verständnis des Hypnotismus bilden.

Suggestion im Allgemeinen ist der Eindruck, den wir durch Vermittlung unserer Sinne erhalten; dieser Eindruck kann bewußt oder unbewußt sein. Im besonderen Falle ist Suggestion ein Gedanke oder eine Vorstellung, welche in das Gehirn einer Person eingepflanzt wird. Wenn ich zu einer Person in ernster, überzeugender und positiver Weise sage: „Sie sehen aber schläfrig aus. Sie haben gewiß das Bedürfnis zu schlafen," so erwecke ich in ihr die Vorstellung der Schläfrigkeit resp. des Schlafes. Hält sie diese Vorstellung ganz allein fest, so wird sie zur herrschenden Idee und somit zur Auto- bzw. Selbstsuggestion. Infolge der durch Überredung (Suggestion) eingepflanzten Idee wird die Erwartung und Vorstellung angeregt und je nach deren Stärke zur Wirklichkeit.

Wie wird nun die Suggestion (Einrede) zur Vorstellung, Empfindung und Bewegung? Ich sage zu jemand in ernster, jeden Zweifel ausschließender Weise: „Auf Ihrem Kopf befindet sich eine Spinne." Sobald er diese Einrede glaubt, hat er die Suggestion angenommen. In der Regel hat die Person eine gewisse Furcht vor diesen Tieren und dadurch wird auch die Vorstellung rascher und stärker angeregt, so daß bei ihr die Vorstellung (das Bild) der Spinne entsteht. Diese Vorstellung wird durch Wiederholung der Suggestion immer stärker, so daß die Person schon ein Laufen zu verspüren glaubt. Die Vorstellung ist dadurch zur Empfindung geworden. Da der Person dieses Laufen bald unangenehm wird, so entsteht in ihr das Bedürfnis, dieses widerliche Gefühl zu beseitigen, sie will die eingebildete Spinne fortjagen und streicht mit ihrer Hand über den Kopf. Auf diese Weise wurde die Empfindung zur Bewegung. Die Wirkung der Suggestion hat nun aufgehört, d. h. die eingeredete, suggerierte Idee ist durch eine stärkere verdrängt worden. Die Person glaubt, die Spinne sei jetzt beseitigt, und so ist diese letzte Idee zur herrschenden geworden und hat die suggerierte verdrängt.

Sie pflanzen also eine Idee in das Gehirn einer Person; nimmt diese die suggerierte Idee als wahr an. dann wird diese Idee zur herrschenden Idee, zur Autosuggestion; infolge dieser Autosuggestion wird die Einbildungskraft der Person je nach der Stärke ihres Glaubens an die suggerierte Idee wachgerufen und zur Wirklichkeit. Da der menschliche Geist zu einer Zeit immer nur eine einzige Idee voll und ganz erfassen und festhalten kann (gewöhnlich geht der Ideenwechsel ungemein rasch vor sich), besteht die Kunst des Hypnotiseurs hauptsächlich darin, eine beliebige Idee einzupflanzen, festzuhalten und so zu verstärken, daß sie zur Empfindung bzw. Wirklichkeit werden kann. Bei Personen mit raschem Ideenwechsel ist es ungemein schwer, eine Idee einzupflanzen, festzuhalten und zu verstärken; aus diesem Grunde gelingen bei solchen Personen die Versuche in suggestiver Einwirkung nur selten und dann nur sehr mangelhaft; anders dagegen verhält es sich mit Personen, die imstande sind, eine Idee festzuhalten und sie in eine lebhafte Vorstellung umzusetzen; bei ihnen lassen sich mit größter Leichtigkeit die wunderbarsten Erscheinungen der suggestiven Einwirkung erzielen. Sehr viele Personen müssen erst eine Idee längere Zeit festhalten lernen, um für suggestive Einflüsse wenigstens in geringen Graden empfänglich zu werden.

Wenn Sie eine suggestive Einwirkung erzielen wollen, müssen Sie es verstehen, diese wachzurufen, zu verstärken und genügend lange festzuhalten. Wie Sie zu diesem Zwecke vorzugehen haben, wird Ihnen nachstehendes Beispiel zeigen. Nehmen wir an, Sie besitzen eine verhältnismäßig gute Versuchsperson und wollen Steifheit eines Armes bewirken. Sie veranlassen nun die Person, den Arm auszustrecken, dessen Muskeln anzuspannen und auf das, was Sie sagen werden, recht acht zu geben und an nichts anderes zu denken. Nun fixieren Sie die Augen oder die Nasenwurzel der Person fest und sagen, d. h. Sie geben folgende Suggestionen: „Spannen Sie Ihre Muskeln fest an.“ Durch diese Suggestion wird die Aufmerksamkeit der Person auf die Armmuskeln gelenkt. — „Die Armmuskeln ziehen sich fest zusammen.“ — Diese Suggestion bezweckt, die Vorstellung einer beginnenden Steifheit wachzurufen. — „Sie fühlen, daß Ihr Arm immer steifer wird.“ — Mit Hilfe dieser Suggestion wird die Vorstellung der beginnenden Steifheit verstärkt. — „Ihr Arm wird jetzt so steif, daß Sie ihn nicht mehr biegen können.“ — Infolge dieser Suggestion wird das bereits eingetretene Gefühl der Steifheit nach Möglichkeit verstärkt. — „Sie können Ihren Arm nicht mehr biegen.“ — Befestigung des erzeugten Steifheitsgefühles. — Ihr Arm ist jetzt vollständig steif, Sie sind nicht imstande, ihn zu biegen, versuchen Sie es, Sie können es nicht.“ — Abermalige Befestigung des erreichten Grades der Steifheit, Veranlassung zu einem Versuch, zu dessen Gelingen aber schon im Voraus das Vertrauen durch die Behauptung: „Sie können es nicht“ genommen oder wenigstens erschüttert wird.

Geben Sie also Ihre Suggestionen stets in der Weise, daß die Versuchsperson von Stufe zu Stufe beeinflußt wird. Suchen Sie die Aufmerksamkeit der Person nach Möglichkeit festzuhalten; denn, wenn die Versuchsperson, während Sie Ihre Suggestionen geben, an ganz andere Dinge als an Ihre Suggestionen denkt, werden Sie nie einen Einfluß bewirken können. Es muß Ihnen also unter allen Umständen gelingen, die Aufmerksamkeit der Versuchsperson festzuhalten und unter Ihre Kontrolle zu bringen, d. h. Sie müssen sich die Herrschaft über die Gedankenbildung der Person aneignen und nur solche Gedanken auf die Person wirken lassen, die zur Erzeugung des gewünschten Einflusses dienlich sind. Wenn Sie z. B. suggerieren: „Ihr Arm wird jetzt steif," so dürfen Sie unter keiner Bedingung in der Person den Gedanken aufkommen lassen, wie: „Das, was Sie sagen, ist nicht wahr; es kann gar keine Steifheit eintreten, ich fühle keine Steifheit usw." Lassen Sie derartige Gedanken in der Versuchsperson aufkommen, so wird dadurch bewirkt, daß die Person, die Idee, die Sie einzupflanzen sich bemühen, sofort durch eine entgegengesetzte verdrängt. Wie können Sie dies verhindern? Sie zwingen die Person, auf irgendeine Weise ihre Gedanken voll und ganz auf das, was Sie tun und sagen werden, zu konzentrieren und nehmen deren Aufmerksamkeit so sehr in Anspruch, daß die Person kaum oder überhaupt keine Zeit findet, einen eigenen Gedanken zu fassen, z. B. indem Sie die Person fest fixieren und sie veranlassen, aufmerksam in Ihre Augen zu blicken und gleichzeitig auf Ihre Worte und auf die Gefühle, die infolge Ihrer Einwirkung eintreten werden, zu achten. Dadurch gewinnen Sie die Herrschaft über deren Gedankenbildung und haben es somit in der

Hand, nicht nur die Art der Gedanken zu bestimmen, sondern auch die den Gedanken entsprechenden Gefühle und Vorstellungen wachzurufen, zu verstärken und in Wirklichkeit umzusetzen. Suchen Sie das volle Vertrauen der Versuchsperson zu erwerben und in ihr den Glauben an Ihr Können und an die verschiedenen Möglichkeiten der suggestiven Einwirkung wachzurufen, dann wird es Ihnen bald ein Leichtes sein, die Gedanken der Person unter Ihre Kontrolle zu bringen. Indem Sie nun selbst den Gedankengang der Person bestimmen, steht es in Ihrer Macht, deren Gedanken auf verschiedene Gefühle und Vorstellungen zu lenken, also suggestive Erscheinungen zu bewirken.

Dies ist das ganze Geheimnis der Suggestion und mit dessen Offenbarung glaube ich, Ihnen auch den Weg zum Erfolg in suggestiver Einwirkung klar und deutlich gezeigt zu haben.

Sind Ihnen die bisherigen Auseinandersetzungen über das Wesen und die Wirkung der Suggestion verständlich und haben Sie widersprechende landläufige Anschauungen und Meinungen und evtl. Befürchtungen abgelegt, so sei Ihnen in den folgenden Betrachtungen ein weiterer Weg zum Erfolg geebnet.

Der richtige Gebrauch der Stimme.

Der bedeutendste Faktor zur Beeinflussung der Versuchsperson ist die mündliche Suggestion. Leider ist es mir sehr oft begegnet, daß gerade dieser Faktor nicht so gebraucht wurde, wie es zur Erreichung guter Erfolge unbedingt nötig ist, weshalb ich dem geschätzten Leser die nun folgenden Belehrungen so recht ans Herz legen möchte.

Sprechen Sie fließend! Viele Anfänger wissen, sobald die Versuchsperson vor ihnen steht, nicht mehr, was sie eigentlich sagen sollten. Dieser Fehler muß unbedingt beseitigt werden, ehe man auf Erfolg hoffen kann. Nötigenfalls lerne man die Suggestionen, wie ich sie bei jedem Experimente vorschreiben werde, auswendig. Um eine fließende Redeweise und ein sicheres Auftreten zu erwerben, dürfte Ihnen folgende Übung sehr dienlich sein: Begeben Sie sich in ein ungestörtes Zimmer und stellen sich vor einen Spiegel, um Ihr eigenes Spiegelbild fest zu fixieren, während Sie die später zu gebenden Suggestionsformeln üben. Sprechen Sie dann die zur Ausführung der gewünschten Experimente nötigen Suggestionen so oft laut und deutlich, bis Sie imstande sind, alle Suggestionen und Redewendungen fließend zu gebrauchen. Diese Übungen sollten Sie mit vollem Ernst und möglichster Gedankenkonzentration ausführen, so, als ob Sie Ihr eigenes Spiegelbild in der gewünschten Weise beeinflussen wollten. Am Schlusse dieser Übungen sollten Sie sich ungefähr folgende Selbstsuggestion fest einprägen, d. h. Sie rufen in Ihnen die Vorstellung des tatsächlichen Eintretens nachstehender Autosuggestionen mit solcher Lebhaftigkeit wach, daß Sie geradezu fühlen, wie sich die gewünschten Eigenschaften und Fähigkeiten einstellen. Jede einzelne Suggestion wiederholen Sie beliebig oft, ehe Sie zur nächsten übergehen:

1. „Ich habe das intensive Verlangen, die Wissenschaft der Suggestion und des Hypnotismus voll und ganz und mit den denkbar besten praktischen Erfolgen zu bemeistern."
2. „Ich bin im Besitze der besten Informationen, die je veröffentlicht wurden, folglich habe ich auch die denkbar besten Aussichten auf Erfolg."
3. „Ich will und muß erfolgreich sein. Nichts kann mich hindern, erfolgreich zu sein."
4. „Ich habe eine starke Willenskraft. Ich kann andere Personen beeinflussen. Ich werde sie zwingen, meinem Willen zu gehorchen. Sie werden mir nicht wiederstehen können. Ein Mißlingen gibt es nicht."
5. „Ich fühle in mir das Erwachen einer mir bisher unbekannten Macht und Fähigkeit. Ich weiß bestimmt, daß ich die Wissenschaft der Suggestion und des Hypnotismus mit den besten Erfolgen praktisch ausüben

kann. — Warum sollte ich unter den vielen Schülern des Ertlschen „Lehrkurses" der einzige sein, der nicht den Mut hat, erfolgreich zu sein? Was andere können, kann ich doch auch. Ich werde die Gesetze der suggestiven Beeinflussung in meine Dienste zwingen. Ich werde fließend, überzeugend, ja begeistert sprechen. Ich verstehe die Kunst der suggestiven Beeinflussung und habe eine starke Willenskraft; folglich ist ein Mißerfolg vollständig ausgeschlossen. Ich will und muß erfolgreich sein."

Sprechen Sie überzeugend! Können Sie die verschiedensten Suggestionsformeln bzw. Redewendungen ohne Stockung anwenden, dann müssen Sie bestrebt sein, die „Macht der Ueberzeugung" in Ihre Worte hineinzulegen. Es ist ein großer Unterschied zwischen mechanisch und gedankenlos ausgesprochenen Worten und solchen, in welche Gedanke und Wille sozusagen hineingelegt werden. Studieren Sie die Personen, mit denen Sie in Ihrem täglichen Leben in Berührung kommen und beobachten Sie den Einfluß, den die Stimme jener auf Sie ausübt. Sie werden finden, daß jene Personen, welche von dem, was sie sagen, überzeugt oder gar begeistert sind und infolgedessen auch an das, was sie sagen, denken, einen viel größeren Einfluß auf Sie ausüben, als jene, welche nur gedankenlos daherschwätzen. Es kommt nicht nur darauf an, was man sagt, sondern hauptsächlich wie man es sagt. Leere, gedankenlose Worte wirken rein mechanisch auf die Gehörnerven; versteht man es, in diese Worte Begeisterung, Überzeugung und Willen hineinzulegen, so werden sie zur Suggestion und ihre Wirkung wird eine ganz andere sein. Eine Suggestion müssen Sie also in fließender, klarer, deutlicher und eindrucksvoller Weise, dem Verständnis der Versuchsperson entsprechend, geben. Sie müssen aber auch im Geiste fest wollen, daß das, was Sie suggerieren, eintreten muß. Sie müssen Ihre ganze Geisteskraft Ihren Willen, ein intensives Verlangen in die Worte hineinlegen und die feste Erwartung haben und auch durch Sprache und Benehmen zeigen, daß das, was Sie sagen, suggerieren, auch eintreten muß. Um wirksame Suggestionen zu geben, braucht man nicht besonders laut zu sprechen, man kann sogar im Flüstertone sehr überzeugend und eindrucksvoll sprechen.

Verehrte Leserin, geschätzter Leser, suchen Sie nicht lange nach der „Macht des gesprochenen Wortes". Sie werden diese „Macht" nicht eher finden bzw. erwerben, bis Sie es ernstlich unternehmen, mit verschiedenen Versuchspersonen einige der im experimentellen Teil dieses Kursus beschriebenen Versuche auszuführen.

Überrascht werden Sie sein, wenn Sie dann die Entdeckung machen, daß Sie diese „Macht" ja bereits besitzen und mit welcher Leichtigkeit es Ihnen oft gelingt, beliebige suggestive Erscheinungen, namentlich bei empfänglichen Personen, zu bewirken. Eignen Sie sich also vor allem nebst einer gründlichen Kenntnis der Gesetze der suggestiven Einwirkung eine fließende und überzeugende Redeweise und ein vertrauenerweckendes Benehmen an! Der Erfolg in suggestiver Einwirkung ist Ihnen dann unbedingt sicher. —

Der Gebrauch der Augen

macht die Versuchsperson für suggestive Einwirkung sehr empfänglich. Ehe ich Ihnen deren Gebrauch erkläre, will ich Ihnen einige kurze, aber sehr gute Anleitungen geben, wie Sie schnell einen machtvollen magnetischen Blick entwickeln können.

Nehmen Sie ein Stück weißes Papier von der Größe einer Postkarte, ziehen in der Mitte einen runden Kreis von der Größe eines Markstückes und füllen ihn dann mit schwarzer Tinte aus! Wenn Sie Ihre Übungen beginnen, so heften Sie das Papier an die Wand oder irgend einen geeigneten Platz, so daß der schwarze Punkt, wenn Sie sich hernach in einen bequemen Stuhl gesetzt haben, in der Höhe Ihrer Augen sich befindet! Zirka einen Meter entfernt fixieren Sie den Punkt etwa drei bis fünf Minuten lang! Sie dürfen Ihren Blick keine Sekunde ablenken und müssen fortwährend daran denken, daß Sie einen starken magnetischen Blick entwickeln wollen und dadurch befähigt werden, andere Personen zu hypnotisieren!

Übertreiben Sie diese Übungen nicht zu sehr, denn Sie werden Ihr Ziel sicherer erreichen, wenn Sie langsam und mit Überlegung vorgehen! Eine genaue Zeit, wie lange diese Übungen jedes Mal dauern sollen, läßt sich schwer bestimmen, da dies individuell verschieden ist; es muß dies jeder selbst herausfinden. Wenn Sie ermüden oder Ihre Augen sich mit Tränen füllen sollten, dann müssen Sie aufhören, Ihre Augen mit frischem Wasser auswaschen und ihnen einige Ruhe gönnen. Schon nach einigen Tagen werden Sie finden, daß Sie den schwarzen Punkt länger fixieren können, ohne zu ermüden und ohne daß sich Ihre Augen wie anfangs mit, Tränen füllen.

Haben Sie sich so weit entwickelt, daß Sie Ihren Blick, ohne zu ermüden oder sonst abgelenkt zu werden, 10—15 Minuten auf den schwarzen Punkt heften können, dann beginnen Sie die zweite Übung! Sie stellen wie bei der ersten Ihren Stuhl zirka einen Meter in gerader Richtung von dem Papier entfernt, nehmen dann das Papier von seinem ersten Platze weg und heften es in gleicher Höhe einen Meter nach rechts! Sie setzen sich dann wieder in Ihren Stuhl, fixieren die Stelle, wo das Papier war, zirka eine halbe Minute lang, dann wenden Sie Ihre Augen (aber nur die Augen, nicht den Kopf) nach rechts, wo sich der schwarze Punkt befindet und fixieren ihn fest. Von großer Wichtigkeit ist, daß Sie mit dem Kopf gerade sitzen und nur die Augen nach rechts gerichtet haben.

Diese Übung wiederholen Sie solange, bis Sie den Punkt zirka 10—15 Minuten, ohne zu ermüden oder sonst abgelenkt zu werden, auf das Papier heften können.

Bei der dritten Übung nehmen Sie im Stuhl die gleiche Stellung ein; heften aber das Papier in gleicher Höhe, einen Meter links von seinem ersten Platze und üben sich, wie oben geschildert, bis Sie den Punkt wieder zirka 10—15 Minuten ohne Ermüdung fixieren können!

Bei der vierten Übung stellen Sie sich an die Wand Ihres Zimmers und heften Ihren Blick eine Minute lang auf den Boden, dann eine Minute lang auf die rechte Wand, eine Minute lang auf die Decke, eine Minute lang auf die linke Wand und dann wieder auf den Boden, bis Sie die ganze Übung auf 10—15 Minuten ausdehnen können. Ihren Kopf müssen Sie aber stets in gleicher Stellung behalten. Sie dürfen nur die Augen bewegen. Sodann machen Sie diese Übung umgekehrt, indem Sie mit Ihren Augen den Boden, dann die linke Wand, dann die Decke, dann die rechte Wand und wieder den Boden des Zimmers fixieren! Später machen Sie diese Übungen im Freien, indem Sie Ihre Augen nach allen Seiten rollen!

Zu der ersten Übung können Sie auch einen Spiegel benützen, indem Sie sich vor diesen setzen und Ihr eigenes Spiegelbild, speziell die Nasenwurzel, fest fixieren.

Diese Übungen haben den Zweck, die Muskeln Ihrer Augen zu stärken und zu jeder Bewegung fähig zu machen; auch werden Sie dadurch eine Vergrößerung der Pupille erzielen, wodurch Sie in den Stand gesetzt werden, einen bedeutend größeren Einfluß auszuüben als ein kleines Auge vermag. Schon nach acht bis vierzehn Tagen fleißiger Übung werden Sie von Ihrer Umgebung Fragen zu hören bekommen, wie: „Was ist denn mit Ihren Augen? Sie sehen einen so scharf an, daß man es kaum noch ertragen kann usw.“ Sie gehen darüber leicht hinweg, gleichsam als wären Ihre Augen immer so gewesen; denn, wenn Sie Ihrer Umgebung den Zweck der Veränderung Ihres Blickes verraten würden, so würden Sie sich Ihres Einflusses auf sie verlustig machen. Jeder würde es vermeiden, mit Ihnen in Berührung zu kommen, und es würde sehr schwer werden, eine passende Versuchsperson zu erhalten.

Sie haben vielleicht schon oft von der Macht der Augen auf Menschen und Tiere gehört, ohne daran zu denken, daß auch Sie imstande sind, sich diese Macht zu erwerben, indem Sie die oben angegebenen Übungen bemeistern.

Der Gebrauch der Augen ist sehr einfach. Sie brauchen

nur die Nasenwurzel der Person fest fixieren und wollen, daß die Person Ihnen gehorchen muß. Fixieren und geistige Suggestionen müssen Hand in Hand gehen und je mehr dies der Fall ist, desto besser werden auch Ihre Erfolge sein. Bei manchen Personen werden Sie einen größeren Einfluß ausüben können, wenn Sie ein oder beide Augen fixieren. Sie müssen durch Beobachtung lernen, die schwächste Stelle der Person zum Angriff zu finden. Indem Sie die Person fest fixieren, werden Sie finden, daß manche Personen durch Ihren ruhigen und festen Blick ganz verwirrt werden und die Fähigkeit, klar und richtig zu denken, teilweise, oft aber auch ganz verlieren und dieses ist dann der günstige Augenblick, die Suggestion der Person einzuprägen.

Wiederholt habe ich die Erfahrung gemacht, daß Lernende infolge ihrer Ansicht, eine möglichst starke Entwicklung der Augen und eine peinlichst genaue Durchführung der Übungen sei unerläßlich, gar nicht zu einem praktischen Versuche kommen, durch den sie bald die Überzeugung gewinnen könnten, daß man auch ohne diese Übungen ganz gute Erfolge erzielen kann. Zweiflern kann ich jederzeit beweisen, daß ein beredter Hypnotiseur seine Versuchsperson bei einiger Empfänglichkeit sehr leicht auch ohne den Gebrauch der Augen beeinflussen kann. Eine systematische Entwicklung der Augen ist also nicht unbedingt erforderlich! Lernen Sie vor allem fließend und überzeugend sprechen! Dann wird Ihnen alles, was Sie tun oder gebrauchen, Mittel zum Zweck, d. h. Ihre Handlungen sind Ihnen dann in hohem Grade dienlich, die durch mündliche Einwirkung angeregte Vorstellung zu verstärken und tragen so zur Verwirklichung der erteilten Suggestion bei; ohne der nötigen überzeugenden Beredsamkeit werden Sie trotz der peinlichst genauen Anwendung der verschiedensten Methoden und Manipulationen Mißerfolg auf Mißerfolg erzielen. Alle Methoden und Manipulationen, die in der Hand eines anderen scheinbar die verblüffendsten Resultate bewirken, werden bei Ihnen so lange unwirksam sein, bis Sie, durch eigene Erfahrung und Beobachtung die Richtigkeit des hier Gesagten einsehend, sich bemühen, meinen Informationen entsprechend zu handeln.

Kurzsichtige und Personen mit schwachen Augen sollten bei Ausführung dieser Augenübungen etwas vorsichtig sein. Ich habe zwar viele Zuschriften erhalten, worin erwähnt wird, daß infolge dieser Übungen schwache Augen ganz unerwartet gekräftigt und gebessert wurden, doch halte ich es für ratsam, in besonderen Ausnahmefällen etwas Vorsicht zu üben. Übertreibungen haben noch nie zum Ziele geführt, wohl aber in manchen Fällen, wenn nicht direkt geschadet, so doch die Erreichung desselben verzögert.

Zur Unterstützung Ihres suggestiven Einflusses wird Ihnen

der Gebrauch des Heilmagnetismus

sehr dienlich sein. Ich will Ihnen hier in Kürze die wichtigsten Punkte der magnetischen Einwirkung erklären, muß Sie aber in Bezug auf weitere Instruktionen auf den zweiten Band dieses Werkes (Hauptkursus) verweisen.

Die Bezeichnung „Magnetismus“ veranlaßt den mit der Sache noch nicht vertrauten Leser zu der Annahme, es handle sich hier um jene Kraft, welche im Magneteisen oder Elektromagneten wirksam ist. Diese Ansicht stimmt jedoch nicht ganz mit den Tatsachen überein. Die Bezeichnung „Magnetismus“ wurde nur aus dem Grunde gewählt, weil die hier in Betracht kommende Kraft fast denselben Gesetzen unterworfen ist, wie die des mineralischen Magnetismus. Über das eigentliche Wesen dieser Kraft gibt es eine Anzahl verschiedener Theorien, auf die einzugehen ich hier unterlassen muß. Es ist ja auch vorläufig ganz gleichgültig, ob es sich hier um ein geheimnisvolles Fluidum, um chemische oder atmosphärische Elektrizität, um Reichenbachs „Odlicht“ oder um eine rein geistige Einwirkung handelt; der Name und die Theorie ist unwesentlich, die Hauptsache bildet einzig und allein der Umstand, daß wir uns diese Kraft dienstbar machen können, sobald wir deren Gesetze kennen gelernt haben und von ihnen Gebrauch machen.

Der größte Teil des Publikums ist der Ansicht, daß die Fähigkeit, durch Handauflegen und Streichungen Kranke zu heilen, eine nur wenigen Menschenkindern beschiedene Gottesgabe sei. Die Erfahrung hat diese Ansicht längst widerlegt und bewiesen, daß jeder Mensch diese Gabe, ohne sich dessen bewußt zu sein, in mehr oder weniger hohem Grade besitzt. Wie in Bezug auf andere Kräfte und Fähigkeiten, so verhält es sich auch hier; der eine ist schon von Natur aus ein Virtuose, ein anderer erreicht durch Übung und Ausdauer die besten Resultate, während ein dritter sein Leben lang ein Stümper bleibt.

Da die Ansicht, zur Ausübung des Heil- oder Lebensmagnetismus, sowie der suggestiven und hypnotischen Praxis, sei eine ganz besondere Diät und Lebensweise erforderlich, ungemein verbreitet ist, halte ich es für nötig auf Grund zahlreicher Beobachtungen an verschiedenen Schülern, zu erklären, daß jeder seine bisherige Lebensweise beibehalten kann, ohne befürchten zu müssen, weniger Aussicht auf Erfolg zu haben. Eine einfache, naturgemäße Lebensweise ist in jeder Beziehung vorteilhaft; man esse und trinke, was einem schmeckt, gut verdaut und vertragen wird, hüte sich vor Unmäßigkeit und Einseitigkeit. Dies alles ist der Gesundheit und somit der magnetischen Kraft dienlich. Sehr zu empfehlen ist eine sorgfältige Hautpflege (fleißiges Waschen und Baden, ebenso Luftbäder, die man auch zu Hause in einem nicht zu kalten Zimmer nehmen kann), Bedingung aber ist Reinheit des Charakters. Wenn Sie auf die Vergangenheit zurückblicken, werden Sie nie finden, daß ein Schurke mit dieser Gottesgabe in hohem Grade ausgestattet war, wohl aber muß es Ihnen auffallen, daß gerade selbstlose, heilige Personen die Gabe, durch das Wort (Suggestion) und durch Handauflegen (Magnetisieren) zu heilen, in sehr hohem Grade besaßen.

Um Sie in die Lage zu versetzen,

Ihre magnetische Kraft zu prüfen und zu entwickeln,

will ich Ihnen einige besonders wirksame Verfahrungsarten beschreiben.

Nehmen Sie drei Gläser, jedes ¼ Liter fassend, füllen diese mit Wasser und stellen sie dann vor sich auf den Tisch; nehmen Sie dann das erste Glas so in die linke Hand, daß der Boden des Glases in Ihrer Handfläche ruht und die Finger das Glas außen umspannen. Die rechte Hand dagegen halten Sie flach über das Glas, ohne es zu berühren, und haben dabei das intensive Verlangen, daß das Wasser seinen Geschmack verändern möge. Nachdem Sie zirka 1 —3 Minuten die rechte Handfläche über das Glas gehalten haben, halten Sie die Fingerspitzen Ihrer rechten Hand (siehe Abbildung 1 [Herrn]) etwa 1—3 Minuten über das Glas, ohne es zu berühren, zirka 1—5 cm vom Wasser entfernt und wollen, daß das Wasser seinen Geschmack verändert. Zum Schluß machen Sie noch zirka 100 Striche über das Wasser. Diese Striche sollten so ausgeführt werden, daß Sie z. B. mit dem Gesichte nach Norden stehen. Schließen Sie dann Ihre rechte Hand zur Faust, fahren Sie damit nach der Ostrichtung, dann in weitem Bogen nach Norden, hier halten Sie etwas an und streichen dann in der Richtung von Norden nach Süden mit der geöffneten Hand über das Glas; hernach strecken Sie Ihre rechte Hand wieder nach Osten, schließen sie zur Faust und wiederholen die nun folgenden Striche in gleicher Weise. Das in Ihrer linken Hand befindliche Glas Wasser halten Sie in beliebiger Höhe zirka 20—50 cm in Nordrichtung von Ihrer Brust entfernt. Nach beendetem Magnetisieren stellen Sie das Glas wieder aus den Tisch.

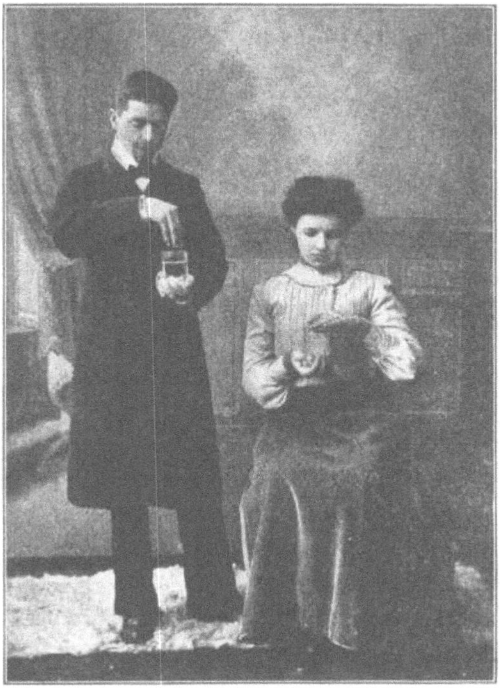

Abbildung 1.

Das Magnetisieren des Wassers.

Bei dem zweiten Versuch nehmen Sie ein anderes Glas in die rechte Hand, halten Ihre linke Hand flach über das Wasser (siehe die Stellung der Dame auf Abbildung 1) und verfahren mit der linken Hand in gleicher Weise wie bei dem ersten Glas mit der rechten Hand. Selbstverständlich strecken Sie hierbei Ihre linke Hand nicht nach Osten, sondern nach der Westrichtung.

Wenn Sie die zwei Glas Wasser magnetisiert haben, sagen Sie zu einer Person, die einen guten Geschmackssinn hat, sie möge das Wasser in jedem der drei auf dem Tische befindlichen Gläser kosten und Ihnen sagen, ob eines dabei ist, das anders schmecke als die übrigen. Die Person darf aber nicht wissen, was Sie mit dem Wasser gemacht haben.

Wenn Sie eine gute magnetische Kraft haben, dann wird das Wasser, bei dem Sie die rechte Hand darüber hielten, frisch und säuerlich schmecken, das Wasser aber, das Sie mit der linken Hand magnetisiert haben, wird lau und fade sein. Das dritte Glas Wasser, das Sie gar nicht berührt haben, hat den Zweck, es mit den beiden magnetisierten zu vergleichen, um den Grad der Veränderung zu bestimmen. Je größer die Geschmacksveränderung ist, desto größer ist auch Ihre magnetische Kraft. Durch öfteres Magnetisieren von Wasser, Speisen usw. können Sie Ihre magnetische Kraft bedeutend entwickeln.

Wenn Sie Ihre beiden Handflächen rasch und stark gegeneinander reiben und sich dann bei sofortigem Riechen an den Händen ein ozonähnlicher (schwefel- oder phosphorartiger) Geruch bemerkbar macht, deutet diese Erscheinung auf eine sehr gute magnetische Veranlagung.

Wenn Sie in einem halb oder ganz dunklen Zimmer Ihre

beiden Handflächen gegeneinander reiben und dann eine Hand rasch auf ein Stück schwarzes Tuch oder Samt legen, die Hand nach zirka einer Minute rasch zurückziehen und einen Dampf bemerken, ähnlich, als hätte man im Dunkeln ein Schwefelhölzchen angestrichen, so deutet dies auf den Besitz einer sehr starken magnetischen Kraft.

Die Anwendung dieser Kraft hat nach bestimmten Gesetzen und Regeln zu geschehen. Man beachte deshalb vor allem (auch bei Selbstmagnetisierung) folgende Punkte:

1. Die rechte Körperseite einer Person darf nur mit der linken Hand des Magnetiseurs bestrichen werden.

2. Die magnetischen Striche werden stets in der Richtung von oben nach unten gemacht, und zwar die innere Handfläche der Person zugekehrt. Ein Beispiel mag Ihnen den Gebrauch der magnetischen Striche verständlicher machen. Setzen Sie die Versuchsperson so auf einen Stuhl, daß deren Gesicht nach Süden gewendet ist. Sie stellen sich dann vor die Versuchsperson, wodurch Ihre vordere Körperseite der Nordrichtung zugekehrt wird. Lassen Sie dann Ihre Hände schlaff herabhängen und schließen Sie Ihre Finger zur Faust. Jetzt erheben Sie Ihre beiden Arme gleichzeitig in der Weise, daß der rechte Arm in Schulterhöhe nach Osten, der linke dagegen in gleicher Höhe nach Westen gerichtet ist. Nun fahren Sie mit beiden

Händen (die Arme immer noch ausgestreckt und die Hände geschlossen haltend) gleichzeitig nach Norden, so daß diese sich nun über dem Kopfe der vor Ihnen sitzenden Versuchsperson befinden (siehe Abbildung 2).

Abbildung 2.

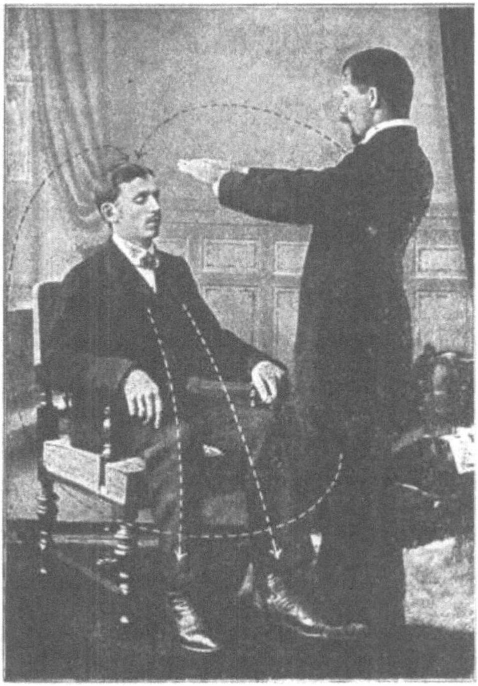

Gebrauch der magnetischen Striche.

Jetzt werden die beiden bisher zur Faust geballten Hände geöffnet, die Finger wie aus der Abbildung 2 ersichtlich, leicht ausgestreckt und dann in zirka 5—15 cm

Entfernung über den Kopf, Brust Leib und Beine der Versuchsperson hinuntergestrichen und hernach die Hände in der Weise abgeschüttelt, als ob man eine Flüssigkeit abschütteln wollte.

Abbildung 3.

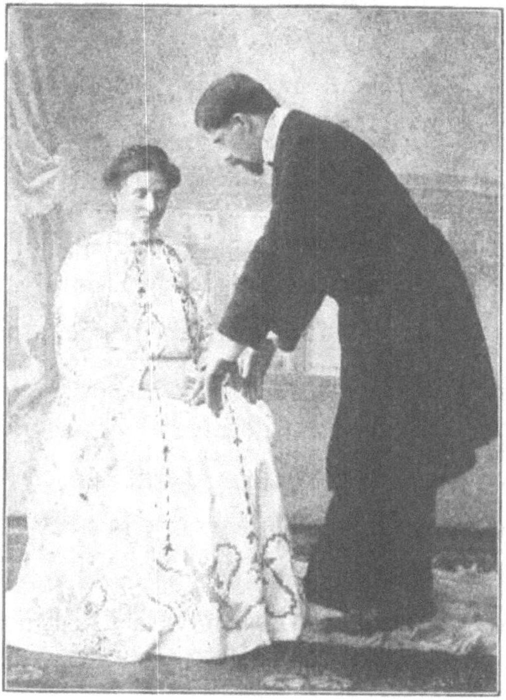

Wie die Streichungen nicht gemacht werden dürfen.

Die Manipulation hat den Zweck, die Hände von etwa angezogenen Krankheitskeimen zu befreien und so eine Übertragung auf sich selbst zu verhindern. Bei der Wiederholung des magnetischen Striches dürfen Sie nicht in der auf Abbildung 3 gezeigten Weise mit dem der Person zugekehrten Handrücken von unten nach oben streichen, sondern Sie lassen Ihre beiden Hände wieder schlaff herabhängen und wiederholen jede neue Streichung in der bereits gezeigten Weise.

3. Je langsamer Sie die Striche (ohne Berührung von oben (Kopf) nach unten (Füße) machen, desto schlafmachender und beruhigender ist deren Wirkung; je schneller Sie aber die Streichungen ausführen (mit oder ohne Berührung), desto erregender wirken sie.

4. Bei der Ausführung der magnetischen Striche müssen Sie immer an das denken, was Sie erreichen wollen, denn erst die von intensivem Verlangen begleiteten Gedanken geben den Strichen die gewünschte Wirkung. Wünschen Sie z. B. die Schmerzen eines Patienten zu beseitigen, dann müssen Sie die magnetischen Streichungen mit dem lebhaften Wunsche, zu helfen, ausführen und die Striche mit folgenden Gedanken (geistigen Suggestionen) begleiten: „Ich kann und will Deine Schmerzen beseitigen. — Jede Störung der elektrischen Nervenströmung gibt sich als Schmerz kund. — Ich habe die Fähigkeit, derartige Störungen auszugleichen und somit bin ich auch in der Lage, die Ursachen Deiner Schmerzen zu beseitigen. —

Die magnetische Strömung, die ich jetzt wachrufe, stellt die Harmonie wieder her. — Du fühlst Dich infolge meiner Einwirkung leichter. — Deine Schmerzen schwinden immer mehr. — Bald werden die Schmerzen vollständig verschwunden sein. — Alle Disharmonie (Krankheit) muß infolge meiner magnetischen Einwirkung schwinden, wie der Schnee unter den Strahlen der Sonne schwindet usw."

5. Ihre Augen müssen stets den Strichen folgen, d. h. sie müssen stets auf jene Körperstelle gerichtet sein, über der sich Ihre Hände während der Streichung befinden. Geben Sie aber gleichzeitig laute Suggestionen, so können Sie eine Ausnahme machen; in diesem Falle haben Sie dann die Augen der Person fest zu fixieren.

6. Zur Verstärkung Ihrer magnetischen Kraft können Sie vor der Behandlung Ihre Hände in leichtem Salz- oder Essigwasser (1—3 Eßlöffel voll Kochsalz in zirka 1 Liter Wasser aufgelöst bzw. zirka ¼ Liter Essig in einem Liter Wasser) waschen.

Wie man sich selbst magnetisieren kann.

Vielfach geäußerten Wünschen entsprechend will ich hier in Kürze Instruktionen über Selbstmagnetisierung folgen lassen.

Stellen Sie sich mit dem Gesichte nach Süden, schließen Sie Ihre Augen, reiben Sie Ihre beiden Handflächen bis zu völligem Warmwerden gegeneinander, legen Sie dann Ihre rechte Handfläche auf den Hinterkopf, die linke auf die Stirne und verbleiben dann, tief und regelmäßig atmend, zirka 1-3 Minuten in dieser Stellung. Während dieser Zeit suchen Sie das intensive Verlangen nach Entwickelung Ihrer magnetischen Kraft und voller Harmonie (Gesundheit) des Körpers wachzurufen. Wünschen Sie mit jeder Faser Ihres Herzens, eine große magnetische Heilkraft und gute Gesundheit zu bewirken und beides nach Möglichkeit zu befestigen.

Nehmen Sie dann Ihre Hände vom Kopfe weg, reiben Sie die Handflächen wieder gegeneinander und streichen Sie mit Ihrer rechten Handfläche (mit Berührung) an der Schulter beginnend, zirka 25-mal über Ihren linken Arm und haben dabei den lebhaften Wunsch, ihn zu polarisieren und eine starke magnetische Kraft wachzurufen. Nachdem Sie diese Streichungen ausgeführt haben, reiben Sie Ihre Handflächen abermals gegeneinander und magnetisieren Ihren rechten Arm in gleicher Weise mit der linken Hand. Dieses Verfahren können Sie nach Belieben wiederholen. Es hat den Zweck, die Polarität Ihrer beiden Hände möglichst stark anzuregen.

Erst nachdem Sie Ihre Arme und Hände polarisiert haben, können Sie zur Behandlung Ihres Körpers übergehen. Zu diesem Zwecke verfahren Sie in folgender

Weise: Reiben Sie Ihre beiden Handflächen gegeneinander und legen diese rasch in der bereits erwähnten Weise auf Kopf und Stirne. Nach zirka 1—2 Minuten kreuzen Sie Ihre Hände in der Weise über Ihrer Brust, daß die rechte Hand die linke Körperseite und die linke Hand die rechte Körperseite bestreichen kann. Hernach streichen Sie mit beiden Händen gleichzeitig über Brust, Leib und Beine hinab, begleitet von dem glühenden Verlangen, Ihre magnetische Kraft zu entwickeln und die volle Harmonie (Gesundheit) Ihres Körpers wieder herzustellen. Jeden neuen Strich beginnen Sie in der Weise, daß Sie Ihre Hände schlaff herabhängen lassen, die Finger zur Faust schließen, dann die Arme bis zur Kopfhöhe hochheben, kreuzen und, indem Sie nun Ihre Hände wieder öffnen, streichen Sie wieder in der bereits gezeigten Weise über Ihren Körper hinunter. Sie können diese Streichungen auch ohne Berührung ausführen, ebenso können Sie Ihre Hände mit dem innigen Verlangen, Heilung zu erzielen, auf irgend eine leidende Stelle legen.

Welche Personen sind am leichtesten zu hypnotisieren bzw. suggestiv zu beeinflussen?

Im Allgemeinen herrscht der Glaube, daß nur willensschwache Personen suggestiv oder hypnotisch beeinflußt werden können. Diese Ansicht ist ganz falsch, denn die Suggerier- bzw. Hypnotisierbarkeit hängt hauptsächlich von dem Glauben der Versuchsperson an die Fähigkeit des Hypnotiseurs und an die eigene Fähigkeit, beeinflußt werden zu können, und der diesem entsprechenden mehr oder weniger starken Erwartung ab. Je größer die Phantasie und Einbildungskraft der Versuchsperson und deren Glaube an das Können des Hypnotiseurs, desto besser der Erfolg.

Gut zu beeinflussen sind alle sensitiven (feinfühligen) mit lebhafter Einbildungskraft begabten Personen, welche die Fähigkeit besitzen, sich irgend eine Empfindung, einen Geschmack usw. recht lebhaft vorzustellen, ferner gutmütige, an Gehorsam gewöhnte Personen mit blonden oder roten Haaren, zartem Teint, großen blauen, auch wässerig aussehenden Augen (klarer, weißer Augapfel), sowie mit schmalem, vorwärts gebogenem Kinn. Bestimmte Regeln gibt es aber hierbei nicht. Verwandte wären wegen des innigen Rapportes sehr gute Versuchspersonen, aber leider ist gewöhnlich der Ernst bei den Versuchen nicht immer so groß, wie fremden Personen gegenüber. Damen sind oft leichter zu beeinflussen als Herren; Knaben und Mädchen von 10 bis 15 Jahren sind meistens sehr gute Versuchspersonen, doch darf der Hypnotiseur sich nicht täuschen lassen, da diese oft sehr geschickte

Simulanten sind, d. h. oft irgend eine Art der Beeinflussung vortäuschen, die in Wirklichkeit gar nicht existiert.

Benützen Sie zu Ihren Versuchen keine hysterischen Personen, da diese nur selten Herr ihrer Einbildungskraft sind und Ihnen durch ihre grundlosen Einbildungen und leichte Suggerierbarkeit seitens anderer Personen oft viele Sorge machen würden.

Was besonders zu beachten ist.

Ehe wir zum experimentellen Teil übergehen, wollen wir die wichtigsten Punkte noch einmal kurz zusammenfassen.

1. Studieren Sie die hier niedergelegten Informationen aufmerksam und gründlich!

2. Lernen Sie die verschiedenen Suggestionen und Redewendungen so fließend gebrauchen, daß ein Stocken während der Versuche absolut ausgeschlossen ist!

3. Lernen Sie begeistert, überzeugend und eindrucksvoll sprechen!

4. Seien Sie in der Auswahl der zu gebrauchenden Methoden und Manipulationen nicht zu ängstlich!

5. Geben Sie sich Mühe eine geeignete Versuchsperson zu finden und bedenken Sie, daß nicht jedermann hypnotisierbar ist, bzw. beeinflußt werden kann! Anfänger werden gewöhnlich finden, daß sich zirka 25% der Versuchspersonen als geeignet erweisen, zirka 30%

werden weniger gut und nur nach wiederholten Versuchen zu beeinflussen sein; weitere 10-20% werden nur nach größerer Bemühung und oft wiederholten Versuchen in beschränktem Maße sich beeinflußbar erweisen; der Rest aber wird absolut unempfänglich sein. Ein schon längere Zeit praktisch tätiger Hypnotiseur wird natürlich einen größeren Prozentsatz zu beeinflussen imstande sein, doch wird auch dieser zirka 15-25% als unempfänglich aufgeben müssen.

6. Suchen Sie das Vertrauen der Versuchsperson in möglichst hohem Grade zu erwerben und mißbrauchen Sie dasselbe nie!

7. Suchen Sie die Versuchspersonen und Patienten von Ihrem Können und den verschiedenen Möglichkeiten der suggestiven Einwirkung zu überzeugen!

8. Vergessen Sie nie, vor Beginn der Versuche oder suggestiven Einwirkung, evtl. Befürchtungen der Versuchsperson oder des Patienten gründlich zu beseitigen!

9. Suchen Sie die Aufmerksamkeit der Versuchsperson oder des Patienten unter allen Umständen zu fesseln und die Herrschaft über deren Gedankenbildung zu gewinnen. Mit der Herrschaft über die Ideenbildung der Versuchsperson besitzen Sie die Möglichkeit, die Gedanken der Person zu bestimmen, diese in beliebige Bahnen zu lenken und so irgendwelche Vorstellungen,

Empfindungen usw. wachzurufen, zu verstärken und zu befestigen, d. h. suggestive Erscheinungen zu bewirken.

II. Experimenteller Teil.

Wie man Versuchspersonen erhält.

Viele Leser klagen über Mangel an Versuchspersonen und Gelegenheit, sich praktisch zu üben; in Wirklichkeit aber existiert ein solcher Mangel gar nicht, denn überall gibt es Menschen, die sich für scheinbar übersinnliche Kräfte und Fähigkeiten interessieren. Manchem meiner geschätzten Leser fehlte bisher nur die richtige Anleitung, das Interesse seiner Umgebung für die erwähnten Kräfte wachzurufen und zu erhalten. Ich bin nun auf Grund langjähriger Beobachtung und Erfahrung in der angenehmen Lage, Ihnen, verehrte Leserin und geschätzter Leser, auch über dieses scheinbar unüberwindliche Hindernis hinweg zu helfen. —

In erster Linie ersuche man Verwandte oder Bekannte sich zu einigen Versuchen herzugeben. Nachteilig macht sich zwar bei diesen der Umstand bemerkbar, daß sie nicht recht an das Können des Lesers glauben wollen, und meist während der Versuche den nötigen Ernst und die unerläßliche Aufmerksamkeit vermissen lassen. Im Falle also Verwandte versagen sollten, bleibt nichts anderes übrig, als sich an fremde Personen zu wenden. Um den geschätzten Leser hierzu zu ermuntern, gebe ich hier einen Auszug aus dem Briefe eines meiner Schüler:

„——— Somit war ich gezwungen, praktische Versuche ohne Ihre persönliche Leitung anzustellen und ich bin über alle Maßen mit meinen Erfolgen zufrieden; es ist so, wie Sie in Ihren Werken schreiben. Es bedarf nur eines einzigen Erfolges, um das Eis des Schülers zu schmelzen und ihn zu veranlassen, erfolgreich auf der Bahn des Selbstvertrauens fortzuschreiten. Ich habe viele Freunde und Bekannte gebeten, sich zu einigen Versuchen herzugeben, aber ich fand lauter taube Ohren.

Nun nahm ich, Ihrem Rate entsprechend, meine Zuflucht zur Zeitung. Ich suchte junge Leute im Alter von 15-25 Jahren, die bereit seien, an 2 Abenden in der Woche, bei hypnotischen Experimenten als Versuchspersonen mitzuwirken. — Und siehe da: es fanden sich am ersten Abend gegen 20 Interessenten ein, die mich noch nicht kannten. — Nun hieß es Komödie spielen und den Leuten vormachen, als beschäftige ich mich schon viele Jahre auf diesem Gebiete. Ich war erstaunt über meine Erfolge. Seitdem schreite ich immer weiter auf der Bahn des Erfolges. —“

Nehmen wir nun an, Sie befinden sich in einer Gesellschaft von 15—30-jährigen Personen. Sie lenken dann in unauffälliger Weise das Gespräch auf den Gesundheitszustand einer der anwesenden Personen, und kommen später auch auf die Funktion der Nerven zu sprechen. Erwähnen Sie unter anderm, daß das Blut des Menschen eisenhaltig und der Mensch, je nach Veranlagung, mehr oder weniger magnetisch sei. Behaupten Sie, daß es sogar Menschen gebe, die ein so bedeutendes Quantum dieser Kraft besitzen, daß sie sie andern fühlbar machen können. Befragen Sie dann die Anwesenden, ob sie noch nie gehört hätten, daß brünette, schwarzäugige Mädchen nur selten die Haare einer Dame glatt frisieren können, da deren Finger manchmal so magnetisch seien, daß die Haare von diesen förmlich angezogen werden; im Gegensatz hierzu könnten solche Haare von einem blonden, blauäugigen Mädchen mühelos glattgebürstet werden. Bemerken Sie ferner, daß es Personen gebe, die sich mit keinem Kautschuckkamm kämmen können, da bei dessen Berührung mit den Haaren einer magnetischen Person im Dunkeln deutlich sichtbare, und von hörbarem Knistern begleitete Funken erregt würden. Erklären Sie auch, daß Ihre Hände eine starke Anziehung zu bewirken vermögen und Sie bereit seien, einige interessante Versuche auf diesem Gebiete zu zeigen.

Ein einleitender Versuch.

Die magnetische Kette.

Wohl nie werden Sie folgenden Versuch bei einer Anzahl von Personen ausführen, ohne einige, oder wenigstens eine geeignete Versuchsperson zu finden.

Nach dem bereits erwähnten Gespräche sagen Sie den anwesenden Personen, sie möchten, um sich von der Richtigkeit des Gesagten selbst zu überzeugen, die sogenannte magnetische oder elektrische Kette bilden, d. h. sie sollen sich so setzen, daß nach dem Vorbilde eines galvanischen Elementes (wenn möglich), neben einem Herrn eine Dame, neben dieser wieder ein Herr usw. zu sitzen komme. Stellen oder setzen Sie sich dann auch in die Reihe und erfassen Sie mit Ihrer rechten Hand die linke Hand der rechts von Ihnen befindlichen Dame in der Weise, daß Ihre Handfläche (das Handinnere) mit dem Handrücken der Dame in Berührung kommt, indem Sie deren Hand leicht umspannen. Beide Daumenspitzen werden dann leicht aneinander gedrückt. Die Dame umfaßt dann mit ihrer freien rechten Hand in gleicher Weise die linke des rechts von ihr befindlichen Herrn und drückt die Daumen in der gezeigten Weise leicht aneinander. Der Herr dagegen erfaßt wieder die linke Hand der rechts von ihm befindlichen Dame usw. bis die letzte Dame Ihre linke Hand in der beschriebenen Weise umfaßt, und so die Kette geschlossen wird.

Sobald nun die Kette geschlossen ist, ersuchen Sie die Teilnehmer recht aufmerksam auf die eintretenden Gefühle zu achten; vorteilhaft sei es, während des Versuches die Augen zu schließen, damit die Aufmerksamkeit durch nichts abgelenkt werde. Die Gefühle würden sich nun in Form von Prickeln, Ziehen oder eine Art Ameisenlaufen und zwar je nach der Feinfühligkeit des Nervensystemes der betreffenden Person, mehr oder weniger stark bemerkbar machen.

Nach einigen Minuten ersuchen Sie die Teilnehmer der Kette, sich über etwa gemachte Beobachtungen zu äußern. Die Kette wird dann durch Loslassen der Hände und Auseinandergehen aufgelöst.

Zu dem jetzt folgenden Versuche wählen Sie natürlich jene Person, die den magnetischen Strom am stärksten zu fühlen erklärte.

A. Direkte mündliche Suggestionen.

2. Die magnetischen Hände.

Sie strecken nun Ihre beiden Hände aus, das Handinnere nach oben gerichtet, und ersuchen die Versuchsperson, ihre Finger auf Ihre Hände zu legen, die Armmuskel erschlaffen zu lassen, d. h. jede Spannung möge nachlassen, und Ihnen während des ganzen Versuches aufmerksam in die Augen zu sehen. Sagen Sie ihr dann, daß Ihre Hände, sobald Sie das Blut in diese konzentrieren, so magnetisch würden, daß Ihre Hände die Finger der Person nach und nach so fest anziehen würden daß die Person nicht mehr imstande sein werde, ihre Finger von Ihren Händen wegzubringen.

Indem Sie die Augen der Person fest fixieren, geben Sie ungefähr folgende

Suggestionen:

„In Ihren Fingerspitzen macht sich ein eigentümliches Ziehen bemerkbar. Sie fühlen, daß Ihre Finger immer stärker an meinen Händen festkleben." (Nun ziehen Sie Ihre Hände langsam und unmerklich zurück, wodurch ein Gefühl entsteht, als würden die Finger der Person tatsächlich von Ihren Händen angezogen. Gleichzeitig suggerieren Sie weiter): „Ihre Finger werden immer fester angezogen, das Ziehen wird jetzt so stark, daß Sie Ihre

Finger nicht mehr von meinen Händen wegbringen. — Sie können Ihre Finger nicht mehr losmachen, Sie müssen mir überallhin folgen."

Während der letzten Suggestion gehen Sie langsam rückwärts, halten Ihre Hände nach und nach etwas tiefer als zu Anfang des Versuches, und die Person muß Ihnen zu Ihrem und der Zuschauer größtem Erstaunen folgen und wird nicht in der Lage sein ihre Finger von Ihren Händen frei zu machen.

Dieser Versuch dürfte Ihnen selbst bei weniger empfänglichen Personen gelingen, da Ihnen dabei ein zur Anwendung gelangender bestimmter „Trick" sehr dienlich sein wird. Durch das Gelingen dieses Experimentes wird aber nicht nur die Versuchsperson, sondern auch jede event. anwesende Person von Ihrem Können so überzeugt, daß Ihnen auch schwerere Versuche ebenso leicht gelingen müssen. Der erwähnte „Trick" besteht darin, daß Sie, sobald Sie der Person einige wirksame Suggestionen gegeben haben, Ihre Hände möglichst unmerklich zurückziehen und gleichzeitig etwas sinken lassen; dadurch entsteht, wie bereits erwähnt (wenn die Person jede Anspannung der Armmuskeln unterläßt), das Gefühl, als würden ihre Finger langsam, aber immer stärker von Ihren Händen angezogen. Die Person hält den infolge des Zurückziehens und Sinkenlassens der Hände unbewußt von ihr ausgeübten stärkeren Druck, für eine von Ihren Händen ausgehende Anziehung. Einmal von Ihrem Können überzeugt, wird die Vorstellung, jederzeit intensiv genug angeregt werden, um beliebige Erscheinungen, von denen Sie nur zu behaupten brauchen, daß Sie diese bewirken werden, eintreten zu lassen. Nach dieser Darlegung werden Sie auch verstehen, warum ich so viel Gewicht auf das Gelingen des ersten Versuches lege.

Den Einfluß beseitigen

Sie, indem Sie sagen: „Der Einfluß verschwindet (anblasen) — und jetzt ist er vollständig verschwunden, — Sie fühlen sich ganz wohl."

Ein Mißlingen beim Zurücknehmen dieses Einflusses gibt es nicht, ebenso wenig sonstige Zufälle, deshalb sollte es keiner meiner geehrten Leser unterlassen, wenigstens diesen und den folgenden Versuch wiederholt auszuführen. Gelingen diese beiden Versuche, dann ist der Erfolg gesichert und es wird Ihnen ein Leichtes sein, auch die übrigen Versuche mit Erfolg auszuführen.

3. Das Elektrisieren.

Zu diesem Versuch geben Sie der Person Ihre beiden Zeigefinger in die Hände, wie Abbildung 4 zeigt, und sagen: „Ich werde jetzt einen Strom erzeugen, der aus meinen Fingern in Ihre Hände fließt. Dieser Strom wird, wie bei dem Elektrisieren, immer stärker werden und Ihre Hände fest zusammen ziehen, bis sie sich so fest zusammengezogen haben, daß Sie meine Finger nicht mehr loslassen können.“

Diese vorausgehenden Erklärungen haben den Zweck, die Versuchsperson auf das, was infolge Ihrer Suggestionen eintreten soll, vorzubereiten, und sollten nie unterlassen werden. Dadurch, daß Sie es verstehen, der Versuchsperson schon vor dem eigentlichen Experiment die Überzeugung, daß das, was Sie sagen werden, eintreten wird, beizubringen, wird die Empfänglichkeit der Person für Ihre Suggestionen bedeutend erhöht; da die Person schon im Voraus weiß, was eintreten soll, so wird sie auch das, was Sie suggerieren, erwarten, und die infolge dieser Erwartung angeregte Einbildung kann dann ungehindert zur Wirklichkeit werden.

Bringt die Versuchsperson Ihren Experimenten Befürchtungen entgegen, so beginnen Sie nicht eher, bis es Ihnen durch entsprechende Aufklärung gelungen ist, die Furcht zu beheben, und die Person sich selbst zu den Versuchen bereit und furchtlos erklärt.

Haben Sie nun die Person für Ihren Versuch vorbereitet, dann geben Sie unter beständigem Fixieren folgende

Abbildung 4.

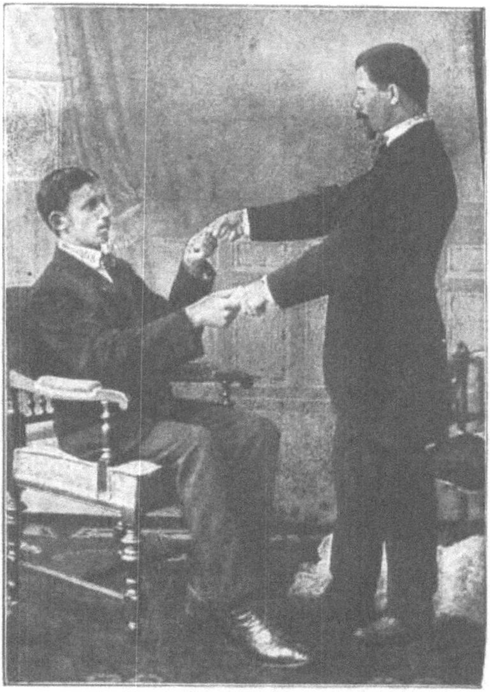

3. Experiment: Das Elektrisieren.

Suggestionen:

„Halten Sie meine Finger fest — immer fester — ganz fest. Sie werden jetzt einen Strom spüren, der von meinen Fingern ausgeht und Ihre Hände zusammenzieht. Sie fühlen, wie dieser Strom immer stärker wird und Ihre Hände immer mehr zusammenzieht. Der Strom wird jetzt so stark, daß Ihre Hände ganz fest zusammengezogen werden und Sie meine Finger nicht mehr loslassen können. Sie können meine Finger nicht mehr loslassen! Ihre Hände ziehen sich immer noch fester zusammen! — Sie können meine Finger nicht mehr loslassen, versuchen Sie es, je mehr Sie es versuchen, desto weniger werden Sie es können!"

Den Einfluß zurücknehmen.

Die Hände der Person werden manchmal Ihre Finger so krampfhaft umspannen, daß Sie die Person, ohne daß sie Ihre Finger loszulassen vermag, durch das ganze Zimmer ziehen können und sie Ihnen überallhin folgen muß. Den Einfluß beseitigen Sie durch festes Blasen auf die Hände der Versuchsperson, was aber so oft wiederholt werden muß, bis der Erfolg, welcher nicht ausbleiben kann, eingetreten ist. Nebenbei geben Sie folgende Suggestionen: „Der Krampf und die Steifheit lösen sich, Sie können Ihre Hände und Finger wieder ganz gut bewegen. Dieser Krampf kann nur dann eintreten, wenn ich ihn absichtlich erzeuge, von selbst wird und kann er nie entstehen. Wie fühlen Sie sich?"

Sie werden über die große Zahl von Personen überrascht sein, die Sie durch dieses Experiment erfolgreich beeinflussen können. Es gelang mir, eine große Anzahl von Personen auf diese Weise zu beeinflussen, die von den verschiedensten Hypnotiseuren als unempfänglich zurückgewiesen wurden.

Auch bei Wachsuggestion zu Heilzwecken wird Ihnen dieses Experiment gute Dienste leisten. Sie können der Person Ihre Hand auf den Kopf oder einen anderen kranken Körperteil legen und sagen, sie solle ihre Augen schließen und auf den Strom Acht geben, der durch ihren Körper fließen werde. Sie werde erst ein Gefühl der Wärme durch den ganzen Körper haben, das sich nach und nach in einen ruhigen, äußerst angenehmen Strom verwandle, durch den die Nerven bedeutend gestärkt werden und sie in einen wohltuenden Schlaf verfalle, aus dem sie neugestärkt erwachen werde. — Das Schließen der Augen ist notwendig, damit die Person durch die Außenwelt nicht zu sehr abgelenkt wird und gezwungen ist, ihre Aufmerksamkeit auf den suggerierten Vorgang zu konzentrieren. Über die außerordentlich günstige Wirkung dieser rein suggestiven Behandlung werden Sie oft erstaunt sein. Hoffnung, nur diesen Balsam des Lebens, wenn Sie einzupflanzen verstehen, dann haben Sie dem Kranken schon einen großen Dienst erwiesen und seine Selbstheilkraft zu neuer Tätigkeit angeregt.

4. Das Händefesseln.

Das Fesseln der Hände ist ein sehr interessantes Experiment und, um die Empfänglichkeit einer Person zu prüfen, sehr gut zu verwenden. Sagen Sie zur Versuchsperson: „Legen Sie Ihre Hände so zusammen, daß die Finger zwischen einander zu liegen kommen und falten

Abbildung 5.

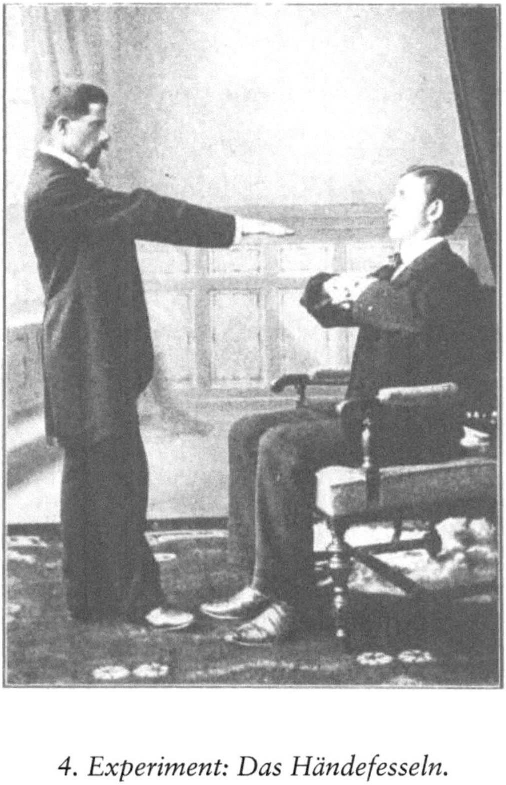

4. Experiment: Das Händefesseln.

Sie die Hände fest." Dann machen Sie einige Striche über die Hände der Person und sagen: „Ich werde jetzt bewirken, daß sich Ihre Hände so fest zusammenschließen, daß Sie nicht mehr imstande sein werden, sie zu öffnen. Ihre Hände werden sich fest zusammenziehen, Ihre Finger werden immer steifer und schließlich so fest zusammengezogen werden, daß Sie Ihre Hände nicht mehr auseinander bringen können."

Drücken Sie unter beständigem Fixieren die Hände der Person leicht und nach und nach etwas stärker; wenn Sie dann merken, daß die Person beeinflußt ist, nehmen Sie die Stellung ein, wie sie in Abbildung 5 gezeigt wird. Dabei geben Sie folgende

Suggestionen:

„Drücken Sie jetzt Ihre Hände fest zusammen, immer fester, ganz fest! Sie fühlen, wie sich Ihre Finger immer stärker zusammenziehen, Ihre Finger werden jetzt steif, immer steifer — ganz steif. Ihre Hände ziehen sich jetzt fest zusammen, die Finger werden vollständig steif, Sie können jetzt Ihre Hände nicht mehr öffnen, Ihre Hände sind wie zusammengewachsen. (Stellung einnehmen wie Abbildung 5 zeigt.) Versuchen Sie, Ihre Hände zu öffnen, Sie können es nicht mehr. Ihre Hände ziehen sich immer noch stärker zusammen und je mehr Sie versuchen, sie auseinander zu bringen, desto weniger werden Sie es können."

Den Einfluß zurücknehmen.

Lassen Sie die Person eine Zeitlang ziehen, als Beweis, daß deren Hände wirklich so fest zusammengefesselt sind, daß sie nicht imstande ist, sie auseinander zu bringen. Dann nehmen Sie den Einfluß zurück, indem Sie in Ihre Hände klatschen, die Hände der Versuchsperson fest anblasen und, wenn nötig, mit Ihren Händen leicht reiben, dabei aber folgende Suggestionen geben: „Der Einfluß verschwindet immer mehr — und jetzt ist er ganz verschwunden. Sie können Ihre Hände wieder auseinander nehmen und bewegen, wie Sie wollen, die Steifheit ist vollständig verschwunden, sie kann nie von selbst eintreten, sondern nur dann, wenn ich sie absichtlich erzeuge."

Die Versuchsperson darf sich nie zu sehr anstrengen, den Einfluß zu brechen, da dadurch Ermüdung eintreten würde und diese dann Veranlassung zu schädlichen Autosuggestionen geben könnte.

5. Das Steifmachen des Armes.

Wenn Sie den Arm einer Person steif machen wollen, fixieren Sie deren Nasenwurzel fest und sagen: „Jetzt werde ich Ihren Arm steif machen. Ihr Arm wird so steif werden, daß Sie ihn nicht mehr biegen können; es wird Ihnen ganz unmöglich sein, Ihren Arm zu biegen. Strecken Sie jetzt Ihren Arm aus — fest — noch fester. Spannen Sie Ihre Muskeln fest an — ganz fest!"

Abbildung 6.

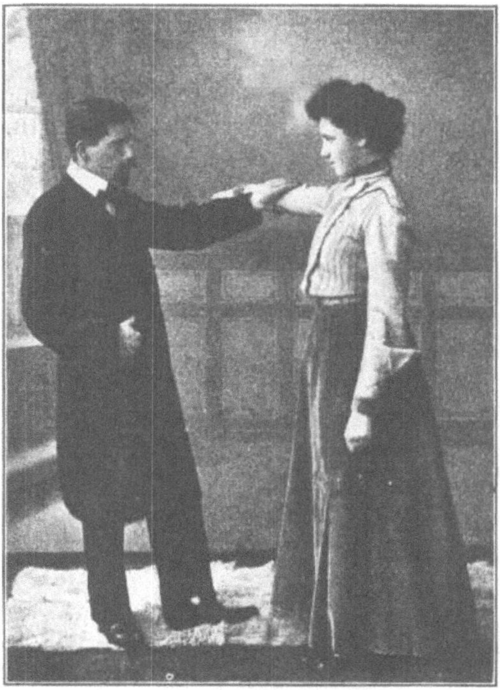

5. Experiment: Das Steifmachen des Armes.

Indem Sie vor und während Ihrer Suggestionen die Armmuskeln leicht drücken und zeitweise mit einer Hand bei leichter Berührung von den Schultern bis zu den Fingerspitzen streichen, geben Sie unter beständigem Fixieren folgende

Suggestionen:

„Sie fühlen, daß Ihr Arm immer steifer wird. Die Muskeln ziehen sich immer fester zusammen und werden nach und nach ganz steif. Ihr Arm wird immer noch steifer, er wird jetzt so steif, daß es Ihnen unmöglich sein wird, ihn zu biegen. — Ihr Arm ist jetzt vollständig steif, Sie können ihn nicht mehr bewegen. Versuchen Sie es, je mehr Sie es versuchen, desto weniger werden Sie es können."

Abbildung 7.

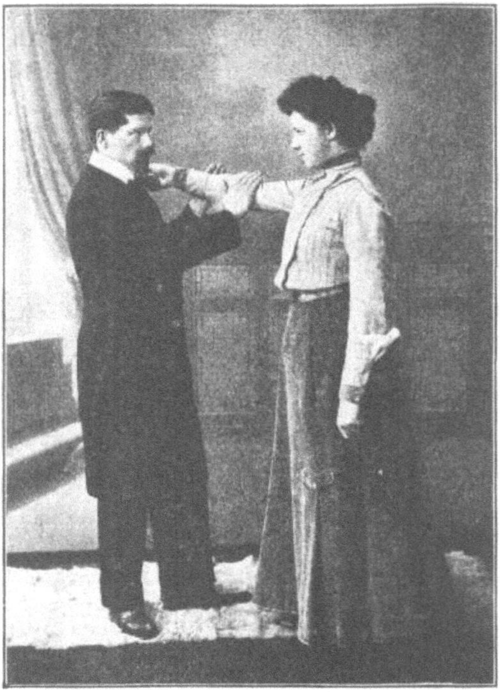

5. Experiment: Den Einfluß zurücknehmen.

Den Einfluß zurücknehmen.

Sagen Sie der Versuchsperson, daß Sie nun den Einfluß beseitigen werden. Indem Sie dann den Arm leicht streichen oder schütteln, geben Sie folgende Suggestionen: „Die Steifheit verschwindet immer mehr — und jetzt ist sie ganz verschwunden. Sie können Ihren Arm wieder ganz gut bewegen. Die Steifheit ist jetzt vollständig verschwunden, sie kann nur dann eintreten, wenn ich sie absichtlich erzeuge; von selbst kann diese Steifheit nie entstehen."

So leicht Sie die Steifheit durch Suggestion erzeugen konnten, ebenso leicht und sicher können Sie dieselbe auch wieder durch Suggestion beseitigen, besonders wenn Sie Ihre Suggestion mit einigen Manipulationen verbinden, z. B. den Arm der betreffenden Person leicht streichen oder schütteln. Durch das Berühren und Streichen glaubt die Person den Einfluß beseitigt, während sie ohne Manipulation die Möglichkeit eventuell bezweifeln würde. Die Suggestion selbst ist und bleibt immer die Hauptsache und in Wirklichkeit ist das Streichen auch nur Suggestion und hat nur den Zweck, den durch Suggestion bewirkten Einfluß zu verstärken und zu befestigen.

Für gewöhnlich genügt es ja, vor den Versuchen in Wachsuggestion zu erklären, daß, sobald Sie in Ihre Hände klatschen oder sonst ein Zeichen geben, der Einfluß beseitigt sei. Empfehlenswert aber ist es, den erzeugten Einfluß sorgfältig zu beheben und zu erklären, daß dieser Einfluß nie von selbst, sondern nur dann, wenn Sie ihn absichtlich erzeugen, eintreten kann. Gerade bei dem Beseitigen des erzeugten Einflusses gehen fast alle Hypnotiseure und besonders die Anfänger viel zu leichtfertig zu Werke, und die Folgen dieses Leichtsinnes, der oft an Gewissenlosigkeit und Roheit grenzt, haben sich bereits oft genug in trauriger Weise gezeigt.

6. Das Steifmachen der Füße (Beine).

Sagen Sie zur Versuchsperson: „Ich werde jetzt Ihre Beine so steif machen, daß es Ihnen unmöglich sein wird, sich zu bewegen."

Nun streichen Sie die Füße der Person mit Berührung von oben nach unten, drücken die Muskeln der Füße leicht, und indem Sie diese Manipulationen öfter wiederholen, dabei aber die Person fest fixieren, geben Sie folgende

Suggestionen:

„Sie fühlen, wie Ihre Füße immer steifer werden, die Muskeln ziehen sich immer mehr zusammen, so fest, daß es Ihnen unmöglich wird, Ihre Füße zu bewegen. — Ihre Füße sind jetzt ganz steif, es ist Ihnen unmöglich, sie zu bewegen. Versuchen Sie es, Sie können es nicht."

Den Einfluß zurücknehmen.

Den Einfluß beseitigen Sie in der bei dem vorhergehenden Versuche gezeigten Weise.

7. Das Vorwärtsfallen.

Um dieses Experiment auszuführen, stelle man sich vor die Versuchsperson, fixiere diese fest und sage: „Lassen Sie jetzt Ihre Muskeln vollständig erschlaffen (die Spannung der Muskeln muß aufhören)."

Um zu erkennen, ob die Person ihre Muskeln erschlaffen ließ, brauchen Sie die Person nur leicht an den Schultern vor- oder rückwärtszuziehen. Kann dies leicht geschehen, dann hat sie ihre Muskeln erschlaffen lassen und der Versuch wird gelingen; bleibt sie aber steif und ist sie schwer zurückzuziehen, dann hat sie ihre Muskeln in Spannung und das Experiment wird kaum gelingen. Dies zu wissen, ist von großer Wichtigkeit und auch bei den nächsten zwei Versuchen zu beachten.

Nach dieser Prüfung sagen Sie der Person in ernstem und überzeugendem Tone: „Ich werde jetzt bewirken, daß Sie mit unwiderstehlicher Macht nach vorwärts gezogen werden und mir in die Arme fallen müssen. Geben Sie sich dem Einfluß ruhig hin, ich werde Sie auffangen."

Abbildung 8.

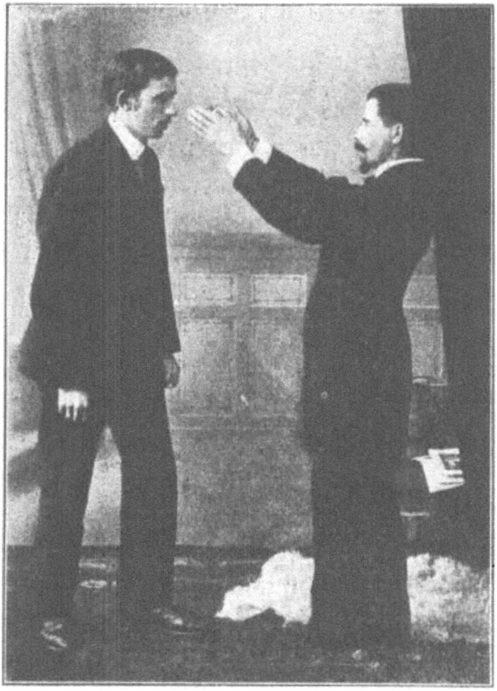

7. Experiment: Das Vorwärtsfallen.

Nach dieser Vorbereitung strecken Sie Ihre beiden Arme aus, halten Ihre Hände ohne Berührung an die Schläfengegend, ziehen dieselben, während Sie die Person fest fixieren, langsam soweit zurück, als sich diese, durch Ihre Suggestionen beeinflußt, vorwärtsneigt, und geben folgende

Suggestionen:

„Sie fühlen sich nach vorwärts gezogen. — Dieses Gefühl wird immer stärker. — Sie fühlen sich jetzt so stark nach vorwärts gezogen, daß Sie gleich fallen werden. — Sie können nicht mehr widerstehen, Sie müssen fallen, jetzt — fallen Sie — Sie fallen."

Der Einfluß

verschwindet im Momente des Fallens von selbst, doch sind noch einige diesbezügliche Suggestionen empfehlenswert. — Fangen Sie die Person stets vorsichtig auf, damit sie nicht zu Boden fällt und dadurch Schaden erleidet. Behandeln Sie alle Versuchspersonen mit größter Schonung, dadurch verschaffen Sie sich das unbedingt notwendige Vertrauen, ohne welches kein Versuch gelingen kann, und bedenken Sie stets, daß Sie mit einem Menschenleben experimentieren. Mißbrauchen Sie aber das Ihnen entgegengebrachte Vertrauen nie, da sonst Folgen entstehen könnten, die Ihnen sicher sehr unangenehm sein würden.

8. Das Rückwärtsfallen.

Zur Ausführung dieses Versuches stellen Sie sich hinter die Versuchsperson und sagen zu ihr, sie solle ihre Augen schließen und alle Muskeln vollständig erschlaffen lassen.

Nachdem Sie geprüft haben, ob die Spannung der Muskeln nachgelassen hat, erklären Sie: „Ich werde jetzt machen, daß Sie nach rückwärts fallen. Sie werden sich so stark beeinflußt fühlen, daß es Ihnen unmöglich sein wird, dem Einflusse zu widerstehen. Geben Sie sich ruhig dem Einfluß hin, ich werde Sie auffangen."

Hierauf legen Sie Ihre beiden Hände an den hinteren Teil des Kopfes der Person und, indem Sie ihn fest fixieren, geben Sie nachstehende

Suggestionen:

„Sie fühlen sich nach rückwärts gezogen, dieses Gefühl wird immer stärker, es zieht Sie ganz stark nach rückwärts.

Sie können dem Einflusse nicht mehr widerstehen, Sie zittern schon — jetzt fallen Sie — Sie fallen!"

Der Einfluß

verschwindet auch hier meist von selbst. — Vergessen Sie nicht, auch bei diesem Versuch die Person vorsichtig aufzufangen. Leichtsinn und Gedankenlosigkeit müssen unbedingt fernbleiben.

Abbildung 9.

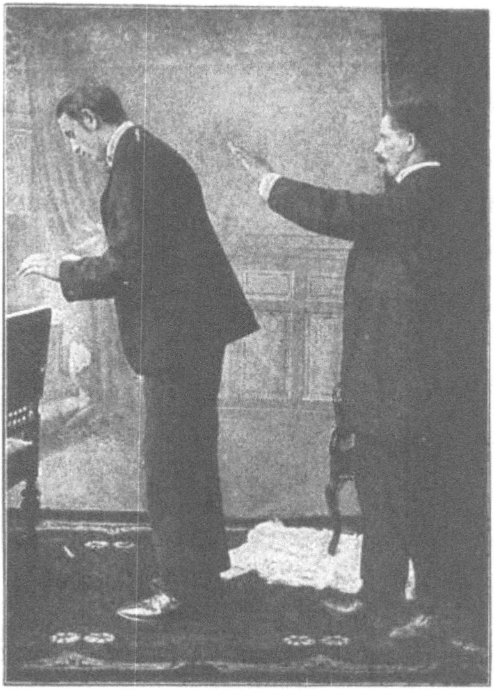

9. Experiment: Das Abstoßen.

9. Das Abstoßen.

Diesen Versuch bereiten Sie in der Weise vor, daß Sie die Versuchsperson zirka 1 Meter von einem Tisch oder einer Mauer entfernt hinstellen, damit sie sich, sobald sie von Ihren Händen abgestoßen wird und nach vorwärts fällt, auffangen kann. Nachdem Sie der Person den Zweck ihrer Stellung erklärt haben, sagen Sie zu ihr: „Ich werde jetzt bewirken, daß Sie von meinen Händen abgestoßen werden. Aus meinen Händen wird eine Kraft entströmen, der Sie nicht widerstehen können."

Nun strecken Sie Ihre beiden Hände aus, halten diese, wie Abbildung 9 zeigt, zirka 10—20 cm von dem Rücken der Person entfernt und geben, indem Sie tun, als ob Sie die Person, ohne sie zu berühren, nach vorwärts schieben wollten, folgende

Suggestionen:

„Schließen Sie Ihre Augen. — Sie fühlen sich von meinen Händen abgestoßen. — Dieser Einfluß wird immer stärker, Sie fühlen, daß Sie nicht mehr widerstehen können — Sie zittern bereits, jetzt fallen Sie — Sie fallen."

Betreff Beseitigung des Einflusses beachte man das bei den vorhergehenden Versuchen gesagte.

10. Die Versuchsperson ist unfähig, die Augen zu öffnen.

Sagen Sie zur Versuchsperson: „Ich werde jetzt machen, daß Sie, sobald Sie Ihre Augen schließen, diese nicht mehr öffnen können. Es wird Ihnen ganz unmöglich sein, Ihre Augen zu öffnen, sie werden wie zugewachsen sein."

Hernach veranlassen Sie die Person, die Augen zu schließen, streichen Sie dann mit zwei Fingern leicht über die geschlossenen Augenlieder und geben, diese Stellung innehaltend, nachstehende

Suggestionen:

„Sie fühlen, daß sich jetzt Ihre Augenlieder immer fester schließen. — Ihre Augenlider schließen sich noch fester, und jetzt können Sie Ihre Augen nicht mehr öffnen.“ (Nehmen Sie Ihre beiden Finger so langsam fort, daß dies von der Person kaum bemerkt werden kann, dann suggerieren Sie weiter:) „Versuchen Sie Ihre Augen zu öffnen, Sie werden es nicht können.“

Abbildung 10.

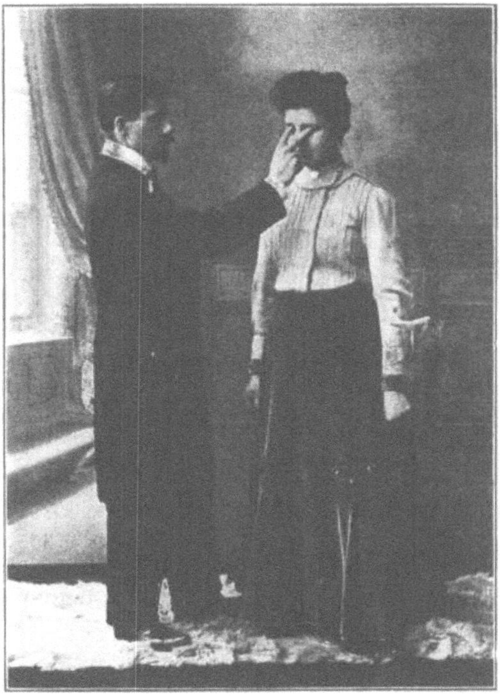

10. Experiment: Die Versuchsperson ist unfähig, die Augen zu öffnen.

Den Einfluß zurücknehmen.

Einfaches Anblasen in Verbindung mit der Suggestion: „Der Einfluß ist jetzt vollständig verschwunden" genügt, um dessen Wirkung zu beseitigen.

11. Die Versuchsperson ist nicht imstande, die Augen zu schließen.

Sagen Sie der Versuchsperson, daß sie bei diesem Versuche unfähig sein werde, ihre Augen zu schließen. Machen Sie dann einige Striche über deren Augen und geben Sie folgende

Suggestionen:

„Sie fühlen, wie sich Ihre Augenlider immer mehr nach oben ziehen. — Ihre Augenlider ziehen sich jetzt ganz stark nach oben. — Sie können Ihre Augen nicht mehr schließen. Versuchen Sie es usw."

Den Einfluß zurücknehmen.

Streichen Sie leicht über die Augen, blasen Sie diese fest an und suggerieren Sie: „Der Einfluß verschwindet immer mehr — und jetzt ist er ganz verschwunden, Sie können Ihre Augen wieder schließen."

12. Die Versuchsperson kann den Mund nicht öffnen.

Bereiten Sie die Versuchsperson auf nachstehenden Versuch vor, indem Sie sagen: „Ich werde jetzt bewirken, daß Sie Ihren Mund nicht mehr öffnen können. Die Muskeln Ihres Mundes werden sich so fest zusammenziehen, daß es Ihnen unmöglich sein wird, ihn zu öffnen."

Veranlassen Sie die Person, den Mund fest zu schließen, dann streichen Sie wiederholt über Wangen und Kinn, und geben gleichzeitig nachstehende

Suggestionen:

„Die Muskeln Ihres Mundes ziehen sich immer fester zusammen und werden ganz steif. Sie fühlen, daß Ihr Kiefer immer steifer wird und die Muskeln Ihres Mundes sich so fest zusammenziehen, daß Sie Ihren Mund nicht mehr öffnen können. Ihr Mund ist jetzt ganz fest geschlossen und je mehr Sie versuchen, ihn zu öffnen, desto weniger werden Sie es können."

Abbildung 11.

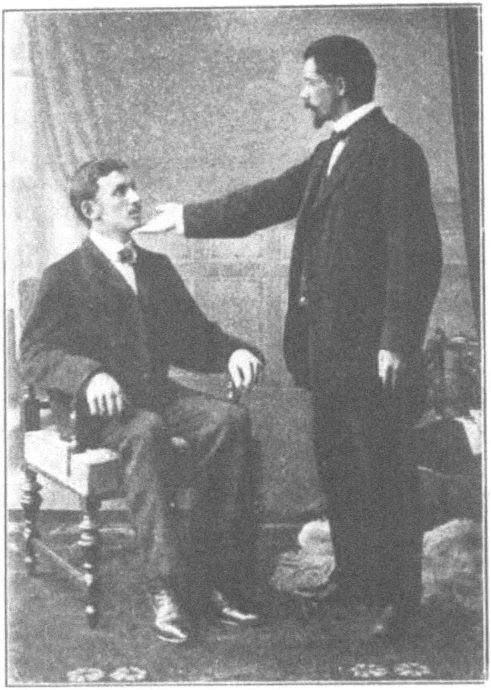

12.Experiment: Die Versuchsperson kann den Mund nicht öffnen.

Den Einfluß zurücknehmen

Es macht oft einen sehr komischen Eindruck, wenn die Person sich vergebens bemüht, ihren Mund zu öffnen. — Sobald Sie sich überzeugt haben, daß die Person wirklich nicht imstande ist, ihren Mund zu öffnen, nehmen Sie den Einfluß zurück, indem Sie in Ihre Hände klatschen, mit Ihrer Hand die Kiefer der Person einige Male streichen und dabei suggerieren: „Der Einfluß verschwindet immer mehr und jetzt ist er vollständig verschwunden.“

13. Die Versuchsperson ist nicht imstande, den Mund zu schließen.

Stellen Sie sich vor die Versuchsperson und behaupten Sie, daß Sie nun bewirken werden, daß die Person ihren Mund nicht mehr schließen könne. Streichen Sie dann mit Berührung über die Kiefer der Person und veranlassen sie, ihren Mund zu öffnen. Gleichzeitig geben Sie folgende

Suggestionen:

„Sie fühlen, daß sich die Muskeln Ihres Mundes immer fester zusammenziehen und Ihre Kiefer vollständig steif werden. Der Einfluß wird immer noch stärker, und jetzt ist es Ihnen ganz unmöglich, Ihren Mund zu schließen, Sie können Ihren Mund nicht mehr schließen!“

Den Einfluß zurücknehmen.

Der Einfluß wird wie bei dem vorhergehenden Versuch durch Blasen, Streichen und entsprechende Suggestion beseitigt.

14. Das Stottern.

Um eine Versuchsperson zum Stottern zu veranlassen, sagen Sie zu ihr: „Ich werde Sie jetzt zwingen, zu stottern.

Sie werden nicht mehr sprechen können, ohne zu stottern."

Während Sie Hals und Kehlkopf der Person leicht streichen, geben Sie folgende

Suggestionen:

„Sie fühlen, wie jetzt Ihre Zunge immer länger und schwerer wird. — Jetzt sind Sie gezwungen, zu stottern, Sie können nicht mehr sprechen, ohne zu stottern, Sie müssen stottern, Sie können nicht anders. Geben Sie sich alle Mühe, ohne stottern zu sprechen, je mehr Sie es versuchen, desto weniger werden Sie es können."

Den Einfluß zurücknehmen.

Veranlassen Sie nun die Person zu sprechen. Ist der Einfluß stark genug, so wird sie sich vergebens bemühen deutlich zu sprechen. Lassen Sie die Person nie zu lange in diesem Zustande. Nehmen Sie durch Streichen und entsprechende Suggestion den Einfluß zurück. Betonen Sie ganz besonders, daß dieser Einfluß nie von selbst eintreten könne.

Abbildung 12.

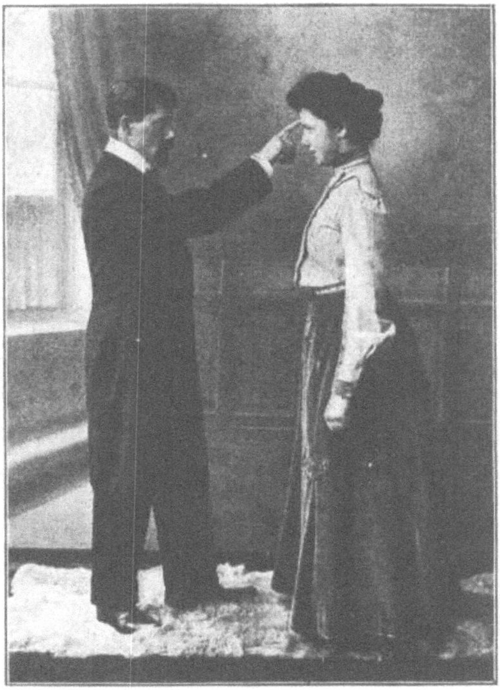

15. Experiment: Die Versuchsperson vergißt ihren Namen.

15. Die Versuchsperson vergißt ihren Namen.

Um bei diesem Versuch, der schwerer auszuführen ist als die vorhergehenden, keinen Mißerfolg zu haben, drücken Sie mit dem Zeigefinger Ihrer rechten Hand erst leicht und dann nach und nach etwas stärker auf die Nasenwurzel der Person, gleichzeitig fixieren Sie deren

Augen fest und fragen: „Wie heißen Sie?“ Sobald die Person ihren Namen genannt hat, sagen Sie: „Ich werde jetzt bewirken, daß Sie Ihren Namen vergessen.“

Suggestionen:

„Ihr Name schwindet immer mehr aus dem Gedächtnis, Sie vergessen Ihren Namen immer mehr und wissen kaum mehr, wie Sie heißen. — Sobald ich meinen Finger von Ihrer Stirne wegnehme, wissen Sie nicht mehr, wie Sie heißen.“ (Nehmen Sie jetzt Ihren Finger rasch fort!) „Sie haben Ihren Namen vollständig vergessen und wissen nicht mehr, wie Sie heißen. Versuchen Sie es, Ihren Namen auszusprechen, Sie können es nicht, weil Sie ihn vollständig vergessen haben.“

Sehr interessant ist es, zu sehen, wie sich die Person vergebens bemüht, die Erinnerung an den vergessenen Namen wieder wachzurufen. Sie wird mit der Hand über den Kopf streichen und alle möglichen Manipulationen versuchen, doch alles wird vergebens sein, bis Sie den Bann lösen, indem Sie

den Einfluß zurücknehmen.

Lassen Sie Ihre Versuchsperson nie zu lange in einem solchen Zustande, damit sie nicht ängstlich wird, sondern nehmen Sie den Einfluß mit Ruhe und Sicherheit zurück und zeigen Sie stets durch Benehmen und Handlung, daß

Sie Meister Ihrer Kunst sind und die Versuchsperson nie zwecklos solchen Zuständen aussetzen.

Klatschen Sie in Ihre Hände, blasen Sie, wenn nötig, die Versuchsperson fest an und sagen Sie: „Jetzt wissen Sie Ihren Namen wieder! Wie heißen Sie?“ Hat die Person richtig geantwortet, dann sagen Sie ihr zum Schutze gegen fremde Suggestionen und zur Beruhigung noch folgendes in sehr suggestiver Weise:

„Der Einfluß ist jetzt verschwunden und Sie wissen Ihren Namen wieder ganz gut. Sie werden finden, daß durch diesen Versuch Ihr Gedächtnis bedeutend gestärkt wurde. Sie haben jetzt ein besseres Gedächtnis als vorher. Sie werden bei allen Experimenten, welcher Art sie auch immer sein mögen, nicht nur keinen Schaden erleiden, denn dies ist vollständig ausgeschlossen, sondern sich nach dem Versuch besser fühlen als vor demselben.

Ihr Wille und Ihr Gedächtnis wird durch meine Versuche nicht geschwächt, wie manche Personen glauben, welche nichts von dieser Wissenschaft verstehen. Je weniger solche Personen verstehen, desto mehr reden sie und geben sich die größte Mühe, auch anderen Personen ihre falschen Ideen aufzudrängen. Lassen Sie sich daher von solchen Leuten in keiner Weise beeinflussen, da sie Ihnen durch ihre unbewußten Suggestionen schaden könnten. Jeder gewissenhafte Hypnotiseur wird nicht nur seine Versuchsperson vor jedem Schaden zu bewahren suchen, sondern wird, wenn er seine Kunst versteht, sogar von größtem Nutzen für dieselbe sein. Freilich muß ich Ihnen raten, sich nur einem solchen Hypnotiseur anzuvertrauen, von dem Sie wissen, daß er jede Person mit größter Sachkenntnis und Gewissenhaftigkeit behandelt."

Solche und ähnliche Aufklärungen sind oft sehr notwendig, besonders bei hysterischen und gemütsleidenden Personen, und werden Ihnen sehr viel Unannehmlichkeiten ersparen. Überhaupt möchte ich Ihnen wiederholt raten, Hysterische und Gemütsleidende, wenn es auch leichtere Fälle sind, nicht zu Experimenten zu benutzen, sondern durch geschickte Wachsuggestionen ihren Zustand zu erleichtern suchen. Lassen Sie den Personen gar nicht merken, daß Sie sie beeinflussen wollen, tun Sie, als ob Sie nur so zu ihnen sprechen würden. Je mehr Sie solche Personen mit Milde, Güte und Teilnahme behandeln, desto mehr werden sie sich an Sie klammern mit dem Bewußtsein, endlich einen Menschen gefunden zu haben, der ihren Zustand versteht. Doch darf Güte und Teilnahme nicht zur Nachgiebigkeit ihrer oft unsinnigen Ideen werden. Es erfordert große Erfahrung und Geschicklichkeit, mit hysterischen, neurasthenischen und gemütsleidenden oder sonst eingebildeten Kranken umzugehen. Für geschickte Wachsuggestion sind Sie besonders empfänglich und bieten Ihnen Gelegenheit, Ihre durch Experimentieren erworbene suggestive Überredungskunst zum Guten zu verwenden.

Haben Sie sich durch längeres Experimentieren von der Wirkung der Suggestion einmal überzeugt, so können Sie auch mit Sicherheit Wachsuggestionen zu Heil- und Erziehungszwecken geben. Gerade in der Heilkunde ist die Suggestion neben der immer tätigen Selbstheilkraft der bedeutendste Faktor. Wem wäre nicht bekannt, daß ein Kranker, welcher sehnend nach einem Arzte verlangte, sich schon erleichtert fühlte, als dieser kam, besonders nachdem dieser einige Worte des Trostes und der Hoffnung gesprochen hatte. Es sind also scheinbar noch gar keine Heilfaktoren zur Anwendung gekommen und doch fühlt sich der Kranke schon bedeutend besser. Daraus können Sie ersehen, was eine geschickte Suggestion selbst dann, wenn Sie unbewußt gegeben wird, vermag; sie regt die Hoffnung des Kranken an, das Blut zirkuliert rascher und die jedem Menschen von Natur aus innewohnende Selbstheilkraft tritt neu angeregt in Tätigkeit, um den Kampf gegen die Krankheit noch einmal zu beginnen und bei geeigneter Unterstützung von außen siegreich zu vollenden. Wenn Sie nicht glauben können, daß die Suggestion eine solche bedeutende Rolle in der Heilkunde spielt, dann machen Sie einmal den Versuch und vertauschen das Schlafpulver einer Person mit Mehlzucker und sie wird, wenn sie von dem Tausch nichts weiß, ebenso sicher einschlafen, als wenn Sie das wirkliche Schlafpulver gegeben hätten. Versuche dieser Art lassen sich an nicht Schwerkranken in verschiedenster Weise ausführen. Benutzen Sie diese aber nur zur Überzeugung von der Wirkung der Suggestion und nicht zur Spielerei. Sie müssen alles mit Überlegung tun und mit Ihrem Gewissen vereinbaren können.

Denken Sie öfters über die in diesem Kursus gegebenen Belehrungen nach, besonders wenn Sie Punkte finden, die wiederholt erwähnt sind. Da Ihnen diese dadurch auffallen und infolgedessen besser im Gedächtnis bleiben, so hoffe ich, beide Teile, Schüler und Versuchsperson, gegen unangenehme Folgen zu schützen.

16. Die Versuchsperson kann nicht über einen Stock springen.

Zu diesem Versuch nehmen Sie einen Stock, legen ihn vor die Versuchsperson auf den Boden und lassen sie zum Zeichen, daß sie auch wirklich über den Stock springen kann, eine Probe machen. Nachdem die Person über den Stock gesprungen, lassen Sie sie wieder auf ihren Platz zurückgehen und sagen ihr, daß Sie nun bewirken werden, daß es der Person unmöglich sein werde, über den Stock zu springen.

Nachdem auf diese Weise die Person vorbereitet wurde, drücken Sie mit Ihren Händen die Füße der Person an den Boden, machen einige Striche von den Knien abwärts und geben, während Sie diese Manipulationen öfter wiederholen, unter beständigem Fixieren folgende

Suggestionen:

„Sie fühlen, wie Ihre Füße immer mehr mit dem Boden verwachsen. Der Einfluß wird immer stärker, Sie können Ihre Füße kaum mehr vom Boden wegbringen. Ihre Füße verwachsen immer mehr mit dem Boden — und jetzt sind sie so fest mit dem Boden verwachsen, daß Sie diese nicht mehr wegbringen können. — Versuchen Sie, über den Stock zu springen, geben Sie sich alle Mühe — Sie sehen: es geht nicht."

Den Einfluß zurücknehmen.

Bei großer Steifheit streichen und schütteln Sie die Füße der Person, gleichzeitig geben Sie die Suggestion: „Die Steifheit Ihrer Füße verschwindet immer mehr — und jetzt ist sie ganz verschwunden, Sie können Ihre Füße wieder ganz gut bewegen."

17. Die Versuchsperson kann den Stock nicht aufheben.

Legen Sie einen Stock auf den Boden; dann fixieren Sie

die Person fest und sagen: „Jetzt werde ich bewirken, daß Sie nicht mehr imstande sind, diesen Stock aufzuheben."

Machen Sie einige Striche über den Stock, als ob Sie ihn an den Boden fesseln wollten, und geben, indem Sie diese Striche öfter wiederholen und dabei die Person fest fixieren, folgende

Suggestionen:

„Dieser Stock wird jetzt so fest mit dem Boden verwachsen, daß es Ihnen ganz unmöglich ist, ihn aufzuheben. — Der Stock ist jetzt ganz fest an den Boden gefesselt, so fest, daß Sie ihn nicht mehr wegnehmen können. Versuchen Sie, den Stock aufzuheben, Sie können es nicht mehr, je mehr Sie es versuchen, desto weniger werden Sie es können."

Den Einfluß zurücknehmen.

Hier genügt meist ein Händeklatschen und die Suggestion: „Der Einfluß ist beseitigt — Sie können den Stock wieder aufheben."

Durch Fixieren wird immer ein gewisser Einfluß erzeugt; wenn man auch oft glaubt, die Person sei gar nicht beeinflußt gewesen, so nehme man doch bei jedem Versuch den Einfluß wenigstens durch Anblasen der Nasenwurzel weg. Es schadet nichts und hilft oft viel.

18. Die Versuchsperson kann den Stock nicht fallen lassen.

Geben Sie der Person einen Stock in beide Hände und sagen Sie zu ihr: „Ich werde jetzt machen, daß Sie den Stock nicht mehr loslassen können. Es wird Ihnen ganz unmöglich sein, den Stock loszulassen.“

Indem Sie nun mit Ihren Händen die Finger der Person erst leicht, dann nach und nach etwas stärker drücken, geben Sie unter beständigem Fixieren nachstehende

Suggestionen:

„Halten Sie jetzt den Stock fest — immer fester - ganz fest. Ihre Hände ziehen sich jetzt immer fester zusammen, Ihre Finger werden immer steifer, so steif, daß Sie den Stock nicht mehr loslassen können. — Jetzt sind Ihre Finger ganz fest zusammengezogen, Sie können den Stock nicht mehr fallen lassen. — Versuchen Sie, den Stock loszulassen, geben Sie sich alle Mühe, je mehr Sie es versuchen, desto weniger werden Sie es können.“

Den Einfluß zurücknehmen.

Beim Zurücknehmen dieses Einflusses müssen Sie die Hände der Person fest anblasen und sagen: „Der Einfluß verschwindet immer mehr — und jetzt ist er ganz verschwunden, Sie können den Stock wieder loslassen.“

19. Den Stock so schwer machen, daß er die Person zu Boden drückt.

Dieses Experiment ist zwar im „wachen“ Zustande der Versuchsperson ziemlich schwer auszuführen, aber gerade durch schwierige Versuche wird die Willenskraft und die Fähigkeit, richtige und wirksame Suggestionen zu geben, sehr gut entwickelt. Der Schüler sollte jedes Experiment, das geeignet ist, die Fähigkeit zu entwickeln, andere Personen durch Sprache, Benehmen und Handlung suggestiv zu beeinflussen, stets willkommen heißen. Lassen Sie sich durch Schwierigkeiten und einige Mißerfolge nicht irre machen, üben Sie so lange, bis Sie Erfolg haben. Gelingt der Versuch bei einer Person nicht, so ist die Ursache meistens darin zu suchen, daß die Person für diesen Versuch nicht geeignet ist. Nehmen Sie eine andere Person und Sie werden, ja Sie müssen Erfolg haben!

Geben Sie der Versuchsperson einen Stock in beide Hände und sagen Sie: „Halten Sie den Stock hoch und sehen Sie mich fest an! Ich werde jetzt dem Stock eine solche Schwere geben, daß er wie eine Eisenstange Sie ganz zu Boden drückt.“

Halten Sie eine Hand oder besser beide Hände zirka 10—20 cm über den Stock und tun Sie, als ob Sie ihn, ohne zu berühren, niederdrücken wollten. Wiederholen Sie dies öfter und geben, die Person fest fixierend, folgende

Abbildung 13.

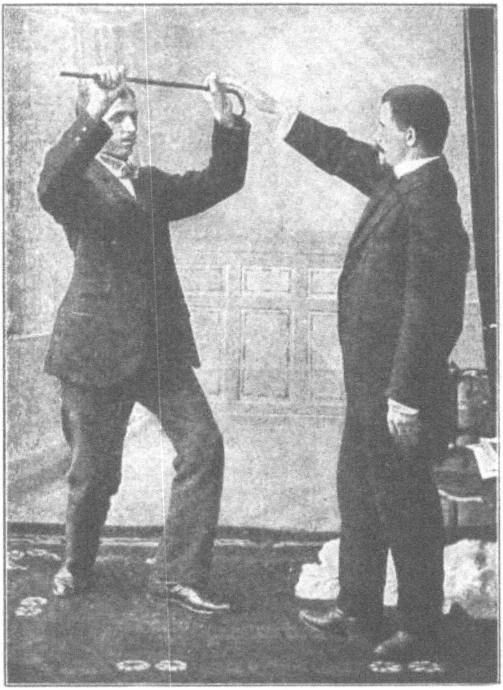

19. Experiment: Den Stock so schwer machen, daß er die Person zu Boden drückt.

Suggestionen:

„Sie fühlen, wie der Stock immer schwerer wird, es ist, als ob er eine schwere Eisenstange sei, die Sie immer stärker zu Boden drückt. Sie haben nicht mehr die Kraft, den Stock hochzuhalten, Ihre Knie zittern, Sie sinken immer mehr zu

Boden. Der Stock drückt Sie ganz zu Boden, Sie können ihn nicht mehr hochhalten. Es ist Ihnen unmöglich, noch länger zu widerstehen, es drückt Sie mit aller Macht zu Boden."

Den Einfluß zurücknehmen.

Ist die Person zu Boden gesunken, dann sagen Sie zu ihr, sie sollte den Stock fallen lassen. Mit dem Wegwerfen des Stockes ist auch der Einfluß vorbei; es sei denn, daß Sie die Person durch starkes Fixieren zu sehr beeinflußt haben. Gut ist es auf jeden Fall, durch Anblasen und Suggestion den Einfluß gründlich zu beseitigen.

Geben Sie während des Versuches acht, daß die Person nicht fällt, sondern langsam zu Boden sinkt. Sollte die Person nach dem Experimente ermüdet sein, was öfter vorkommt, so lasse man sie ausruhen, ehe man einen andern Versuch beginnt. Ich möchte Ihnen überhaupt raten, die Person nach jedem Experimente etwas ruhen zu lassen, weil manche durch das Fixieren und die angestrengte Aufmerksamkeit leicht ermüden.

20. Die Versuchsperson kann ein Buch nicht öffnen.

Zur Ausführung dieses Versuches geben Sie der Person ein gebundenes Buch in die Hand und sagen: „Öffnen Sie dieses Buch — schließen Sie es wieder!

Jetzt werde ich machen, daß sich dieses Buch so fest

schließt, daß Sie es nicht mehr öffnen können."

Machen Sie einige Striche über das Buch, um dadurch die Phantasie der Person stärker anzuregen, und geben Sie unter beständigem Fixieren nachstehende

Abbildung 14.

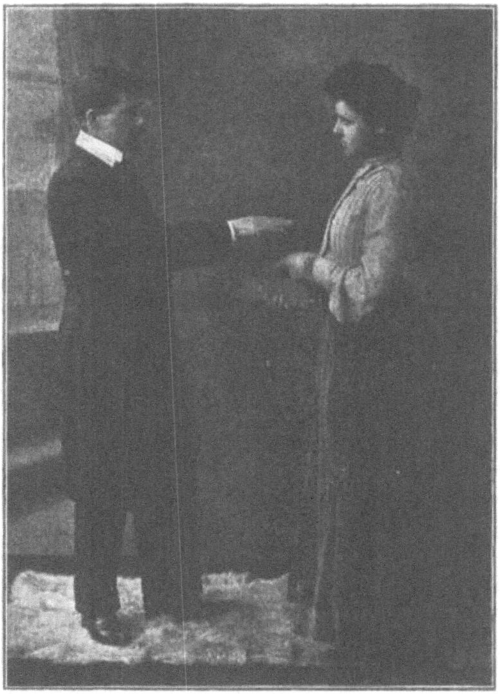

20. Experiment: Die Versuchsperson kann ein Buch nicht öffnen.

Suggestionen:

„Dieses Buch schließt sich immer fester, so fest, daß es Ihnen ganz unmöglich ist, es zu öffnen. — Jetzt ist das

Buch so fest geschlossen, daß Sie es nicht mehr öffnen können. Versuchen Sie, das Buch zu öffnen, Sie können es nicht mehr öffnen, es ist wie zugewachsen, je mehr Sie es versuchen, desto weniger werden Sie es können."

Den Einfluß zurücknehmen.

Auch hier bedarf es keiner besonderen Mittel. Ein einfaches Zeichen, Anblasen und die Suggestion: „Der Einfluß ist verschwunden, Sie können das Buch wieder öffnen," genügt.

21. Die Versuchsperson ist unfähig, irgend einen Gegenstand vom Tische wegzunehmen.

Legen Sie einen Gegenstand auf den Tisch und sagen Sie zu Ihrer Versuchsperson: „Ich werde jetzt veranlassen, daß Sie diesen Gegenstand nicht mehr vom Tische wegnehmen können. Es wird Ihnen ganz unmöglich sein, ihn wegzubringen, er wird wie am Tisch festgeschraubt sein."

Nachdem Sie einige Striche über den Gegenstand gemacht haben, geben Sie unter beständigem Fixieren folgende

Suggestionen:

„Dieser Gegenstand wird sich immer fester an den Tisch heften, so fest, daß Sie nicht mehr imstande sind, ihn wegzubringen. Es ist Ihnen unmöglich, ihn vom Tische wegzunehmen, Sie können ihn nicht mehr wegbringen, Sie haben nicht die Kraft dazu. Versuchen Sie es, geben Sie sich alle Mühe, Sie können ihn nicht mehr wegbringen, er ist wie festgeschraubt."

Den Einfluß zurücknehmen.

Der Einfluß wird durch ein Zeichen, Anblasen und Suggestion wie bei dem vorhergehenden Versuche aufgehoben.

22. Ein Geldstück heiß machen.

Sie nehmen ein beliebiges Geldstück, legen es auf einen Tisch und sagen zur Versuchsperson in sehr suggestiver Weise: „Ich werde jetzt bewirken, daß das Geldstück hier so heiß wird, daß Sie es nicht mehr berühren können."

Indem Sie einige Male über das Geldstück streichen, geben Sie folgende

Suggestionen:

„Sehen Sie mich fest an! Dieses Geldstück wird jetzt immer heißer, so heiß, daß Sie es nicht mehr berühren können. Es ist Ihnen unmöglich, das Geldstück vom Tische wegzunehmen. Die Hitze ist jetzt so stark, daß Sie es nicht mehr berühren können. Versuchen Sie das Geldstück aufzuheben, Sie können es nicht."

Abbildung 15.

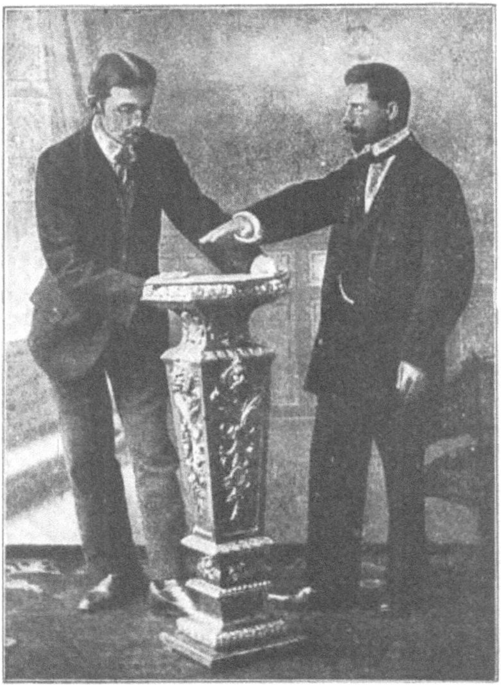

21. Experiment: Die Versuchsperson ist unfähig, irgend einen Gegenstand vom Tische wegzunehmen.

Den Einfluß zurücknehmen.

Der Einfluß wird durch ein Zeichen und die Suggestion: „Der Einfluß verschwindet immer mehr — und jetzt ist er ganz verschwunden," zurückgenommen.

Wenn Sie eine gute Versuchsperson haben, an der ja stets die Hauptsache liegt, und Ihre Suggestionen richtig geben, dann muß diese eine große Hitze spüren und selbst dann nicht imstande sein, daß Geldstück zu berühren, wenn Sie es ihr zum Geschenk anbieten.

Den Vorgang der Wärmeerzeugung, können Sie in verschiedenster Weise verwerten. Hat jemand in Ihrer Umgebung kalte Füße oder Hände und ist es eine einigermaßen gute Versuchsperson, so gelingt es Ihnen leicht, durch bloße Überredung (Suggestion) die Füße oder Hände zu erwärmen, ja, eine solche Hitze zu erzeugen, daß die Person zu schwitzen anfangen wird. Sie können ähnliche Versuche auch an sich selbst mit Erfolg machen, wenn Sie diese mit der notwendigen Aufmerksamkeit (Gedankenkonzentration) ausführen.

Sie setzen sich in einen bequemen Stuhl, biegen Ihren rechten oder linken Arm und fixieren mit größter Aufmerksamkeit den Oberarmmuskel (musculus biceps). Schon nach 5-10 Minuten, entsprechend dem Grade Ihrer Gedankenkonzentration, werden Sie eine Wärmezunahme in Ihrem Arm verspüren und finden, daß Ihr Arm schwerer wird. Bei längerer Dauer und öfterer Wiederholung werden Sie eine bedeutende Wärme erzeugen und Ihre Muskeln kräftigen können. Bei kalten Füßen werden Sie ebenfalls guten Erfolg mit diesen Übungen haben. Diese „Dirigation des Blutes“, wie der Vorgang genannt wird, bildet den Hauptbestandteil der mit großer Reklame angepriesenen sogenannten „Psychologischen Übungen".[2]) Wenn Sie täglich ungefähr eine halbe Stunde zu diesen Übungen verwenden, so können Sie bald eine Kräftigung Ihrer Gesamtmuskulatur erzielen. Der Erfolg ist allerdings individuell verschieden. Ausdauer ist auch hier wie überall dessen Geheimnis.

Näheres über ähnliche Versuche am eigenen Körper (Autosuggestion) werden Sie im zweiten Bande dieses Werkes (Hauptkursus) finden.

23. Die Versuchsperson wird veranlaßt, mit der Faust auf ein Geldstück zu schlagen, trifft aber stets daneben.

Legen Sie irgend ein Geldstück auf den Tisch und sagen Sie zur Versuchsperson: „Jetzt werde ich, mit Hilfe der mir innewohnenden magnetischen Kraft bewirken, daß Sie zwar den Schlag nach dem Geldstück ausführen, aber stets daneben treffen werden. Sie wissen ja bereits, daß meine Hände sehr magnetisch sind, und es mir infolgedessen nicht schwer fallen wird, durch Vorhalten meiner Hand den Schlag abzulenken. Sie werden also stets daneben treffen."

---

2 Gewisse amerikanische Institute verkaufen solche Kurse zu dem hohen Preis von 80—200 Mark.

Nach dieser vorbereitenden Erklärung machen Sie eine kleine Pause, hernach strecken Sie Ihre rechte Hand aus und, indem Sie die Person fest fixieren, geben Sie folgende

Suggestionen:

„Sie fühlen ein eigentümliches, immer stärker werdendes Ziehen in Ihrer rechten Hand. Ihre Hand wird immer unsicherer, da sie durch das Vorhalten meiner magnetischen Hand abgelenkt wird. Versuchen Sie jetzt auf das Geldstück zu schlagen, Sie treffen es nicht. — Schlagen Sie zu, Sie treffen stets daneben. Mit jedem Schlage werden Sie unsicherer, — und jetzt treffen Sie das Geldstück überhaupt nicht mehr."

Den Einfluß zurücknehmen.

Den Einfluß beseitigen Sie durch Händeklatschen und die Suggestion: „Schon gut! Der Einfluß ist verschwunden, Sie fühlen sich ganz wohl!"

24. Die Person ist nicht imstande, eine Kerze auszulöschen.

Stellen Sie eine brennende Kerze vor die Versuchsperson und sagen Sie dann: „Ich werde nun einen so starken Einfluß auf Sie ausüben, daß Sie nicht mehr imstande sein werden, diese Kerze durch Blasen auszulöschen."

Während Sie über Mund und Brust der Person einige magnetische Streichungen ausführen, geben Sie nachstehende

Suggestionen:

„Diese Striche üben einen eigenartigen Einfluß auf Sie aus. Sie fühlen, daß Sie nicht mehr imstande sind, die Luft so rasch und kräftig wie vorher auszustoßen. Sie vermögen nur mehr leise zu hauchen, so daß Sie die Flamme der Kerze nur leicht in Bewegung zu setzen aber nicht mehr auszulöschen vermögen. Der Einfluß ist jetzt so stark, daß Sie nicht mehr imstande sind, die Kerze durch Blasen zu löschen, Sie können es nicht, und je mehr Sie es versuchen, desto weniger werden Sie es können."

Hat die Person einige vergebliche Versuche gemacht, dann

nehmen Sie den Einfluß zurück,

indem Sie in Ihre Hände klatschen, die Person anblasen (auf die Nasenwurzel), einige beliebige Streichungen über Mund und Brust machen und dabei in suggestiver Weise sagen: „Schon gut!" Der Einfluß verschwindet, Sie können die Luft wieder so kräftig ausstoßen wie früher, überzeugen Sie sich von der Wahrheit des Gesagten, indem Sie die Kerze mit größter Leichtigkeit auslöschen."

25. Die Versuchsperson ist unfähig, ein Streichhölzchen entzwei zu brechen.

Geben Sie der Versuchsperson ein Streichhölzchen und sagen Sie zu ihr: „Ich werde jetzt Ihre Körperkraft so stark beeinflussen, daß Sie nicht mehr imstande sein werden, das in Ihren Händen befindliche Streichhölzchen entzwei zu brechen."

Machen Sie dann, die Person fest fixierend, über deren Hände einige Striche, gleichzeitig geben Sie nachstehende

Suggestionen:

„Sie fühlen, wie die Muskeln Ihrer Arme erschlaffen und kraftlos werden. In wenigen Augenblicken wird die Kraft Ihrer Arme bzw. Hände gänzlich schwinden und Sie werden unfähig sein das Streichhölzchen entzwei zu brechen. In dem Maße aber, als Ihre Körperkraft abnimmt, wird die Festigkeit des Streichhölzchens zunehmen und so allen Ihren Bemühungen trotzen. — Jetzt können Sie das Streichholz nicht mehr entzwei brechen, versuchen Sie es, es ist unmöglich. — Sie können es nicht — je mehr Sie es versuchen, desto weniger werden Sie es können."

Nach einigen erfolglosen Bemühungen der Versuchsperson

nehmen Sie den Einfluß zurück,

indem Sie in Ihre Hände klatschen und wenn nötig, die Hände der Person anblasen und dabei in ruhiger und bestimmter Weise sagen: „Schon gut! Der Einfluß ist verschwunden, Sie fühlen sich ganz wohl."

26. Erzeugung von Körperkraft.

Empfehlenswert ist es, an obigen Versuch nachstehendes Experiment anzuschließen. — Sagen Sie nach einer entsprechenden Pause zu Ihrer Versuchsperson: „Sie haben gesehen, daß ich Ihre Körperkraft nach Belieben beeinflussen, ja sogar ausschalten kann; jetzt aber will ich Ihnen zeigen, daß ich auch in der Erzeugung von Körperkraft hervorragendes zu leisten vermag. Es wird sicher Ihrem Wunsche entsprechen, wenn ich jetzt eine Kräftigung Ihrer Arme bewirke. Strecken Sie jetzt Ihre beiden Arme in Schulterhöhe nach seitwärts."

Streichen Sie nun die Arme der Person wiederholt von den Schultern nach den Fingerspitzen zu, und geben Sie unter beständigem Fixieren folgende

Suggestionen:

„Sie fühlen, daß durch diese magnetischen Streichungen, in Ihren Armen eine angenehme Wärme und ein eigentümliches Kraftgefühl erzeugt wird. Die Muskeln spannen sich an (drücken Sie leicht auf die Muskulatur der Oberarme), das Blut beginnt rascher zu zirkulieren und ein bisher unbekanntes Gefühl der Kraft stellt sich ein. — Ihre Arme werden immer kräftiger, das Kraftgefühl nimmt noch immer zu — und jetzt besitzen Sie eine bedeutend größere Kraft als vor der Behandlung. Überzeugen Sie sich selbst von der Wahrheit des soeben Gesagten, indem Sie einen Gegenstand hochheben."

Den Einfluß zurückzunehmen

ist hier nicht nötig, im Gegenteil, Sie suggerieren, daß die erzeugte günstige Wirkung keine vorrübergehende, sondern eine dauernde sei.

27. Der verzauberte Hut.

Geben Sie Ihrer Versuchsperson irgend einen Hut in die Hand und sagen Sie ihr, daß Sie nun bewirken werden, daß sie den Hut nicht werde aufsetzen können.

Machen Sie einige möglichst geheimnisvolle Striche über den Hut und geben Sie folgende

Suggestionen:

„Infolge meiner Einwirkung wird Ihr Hut etwas eigensinnig werden und sich nicht mehr aufsetzen lassen. Der Hut wird von Ihrem Kopfe mit solcher Stärke zurückweichen, daß Ihre Arme nicht kräftig genug sein werden, diesen Einfluß zu überwinden. — Jetzt ist es Ihnen ganz unmöglich, Ihren Hut aufzusetzen, versuchen Sie es, Sie sehen, es geht nicht, je mehr Sie es versuchen, desto weniger werden Sie es können."

Den Einfluß zurücknehmen.

Klatschen Sie in Ihre Hände, blasen Sie die Nasenwurzel der Person fest an und suggerieren Sie: „Der Einfluß verschwindet immer mehr — und jetzt ist er ganz verschwunden."

28. Die Versuchsperson glaubt eine Maschine zu sein.

Fixieren Sie die Versuchsperson fest und sagen Sie zu ihr: „Ich werde Sie jetzt in eine Maschine verwandeln. Nachdem, was Sie bisher gesehen, werden Sie die Möglichkeit, mein Vorhaben auszuführen nicht bezweifeln."

Streichen Sie nun über Kopf, Brust, Rücken, Arme und Beine der Person, gleichzeitig geben Sie unter beständigem Fixieren folgende

Suggestionen:

„Sie fühlen, daß Sie immer unfähiger werden, eine freiwillige Bewegung auszuführen. — Ihre Bewegungen werden immer steifer und automatenartiger — und jetzt habe ich Sie in eine Maschine verwandelt."

Tun Sie nun, als ob Sie die Maschine aufziehen würden und lassen Sie hernach verschiedene Bewegungen ausführen, um zu zeigen, daß die Bewegungen tatsächlich den Eindruck hervorrufen, als wäre die Person eine Maschine.

Nehmen Sie den Einfluß sorgfältig zurück.

Während Sie die Nasenwurzel fest anblasen, schütteln Sie die Person wiederholt leicht und suggerieren: „Der Einfluß verschwindet immer mehr — und jetzt ist er ganz verschwunden! — Wie fühlen Sie sich?“ Geben Sie, wenn nötig, noch einige Wohlbefinden bewirkende Suggestionen und lassen Sie hernach die Person etwas ruhen.

29. Der Schatten des Hypnotiseurs.

Sagen Sie der Versuchsperson, daß Sie nun bewirken werden, daß sie sich in Ihren Schatten verwandelt fühle und als solcher gezwungen sein werde, all‘ Ihre Bewegungen nachzuahmen.

Die Person fest fixierend, streichen Sie wiederholt langsam und mit Berührung über deren Stirne, gleichzeitig

suggerieren Sie:

„Sie fühlen, daß mit Ihnen eine eigentümliche Veränderung vorgeht. Sie haben das Gefühl, in meinen Schatten verwandelt zu sein und fühlen das unwiderstehliche Bedürfnis, alle meine Bewegungen nachzuahmen. — Jetzt sind Sie mein Schatten!“

Führen Sie nun verschiedene Bewegungen aus, erst langsam, dann immer schneller, so daß die Person Ihren Bewegungen kaum zu folgen vermag. — Lassen Sie die Person nicht zu lange in diesem Zustande, sondern

nehmen Sie den Einfluß sorgfältig zurück.

Blasen Sie die Nasenwurzel der Person wiederholt fest an und suggerieren Sie: „Der Einfluß verschwindet immer mehr — und jetzt ist er vollständig beseitigt! — Wie fühlen Sie sich‘?“

Wenn nötig, geben Sie noch einige Wohlbefinden bewirkende Suggestionen und lassen hernach die Person etwas ruhen.

Überzeugen Sie sich durch Befragen stets gewissenhaft, ob der Einfluß auch gründlich beseitigt sei und die Person sich wirklich wohl fühle. Studieren Sie den Blick der Person vor, während und nach der Beeinflussung! Es wird Ihnen dann nicht schwer fallen, einen etwa noch vorhandenen Einfluß, auch ohne Befragen zu erkennen.

30. Die Versuchsperson kann vom Stuhl nicht mehr aufstehen.

Nachdem sich die Person auf einen Stuhl gesetzt hat, sagen Sie zu ihr: „Ich werde jetzt eine solche Steifheit in Ihren Beinen hervorrufen, daß Sie nicht mehr vom Stuhl aufstehen können. Es wird Ihnen ganz unmöglich sein, vom Stuhl aufzustehen.“

Während Sie Striche über den ganzen Körper der Person, mit Berührung von oben nach unten, besonders aber über den Rücken und die Kniee machen, geben Sie unter starkem Fixieren nachstehende

Suggestionen:

„Ihre Knie werden jetzt steif, immer steifer, ganz steif. Sie können Ihre Knie nicht mehr biegen, Sie haben jetzt das Gefühl, als ob Sie mit dem Stuhl verwachsen seien. — Versuchen Sie vom Stuhl aufzustehen, Sie können nicht mehr aufstehen, Sie sind wie festgewachsen, es ist Ihnen unmöglich, aufzustehen."

Den Einfluß zurücknehmen.

Streichen Sie mit Ihren Händen die Beine und den Rücken der Person öfter nach aufwärts, schütteln deren Füße leicht und während Sie die Person anblasen, suggerieren Sie: „Die Steifheit verschwindet immer mehr — und jetzt ist sie ganz beseitigt; Sie können wieder aufstehen."

31. Die Versuchsperson kann sich nicht setzen.

Stellen Sie die Versuchsperson vor einen Stuhl und sagen Sie zu ihr „Erst konnten Sie nicht mehr vom Stuhl aufstehen und jetzt werde ich bewirken, daß Sie sich nicht mehr setzen können."

Streichen Sie die Person mit Berührung einige Male von der Brust bis zu den Füßen und geben, während Sie die Knie der Person leicht drücken, folgende

Suggestionen:

„Stellen Sie sich fest auf den Boden! Spannen Sie die Muskeln Ihrer Beine fest an! — Sie fühlen, wie Ihre Beine immer steifer werden, so steif, daß Sie sich nicht mehr

Abbildung 16.

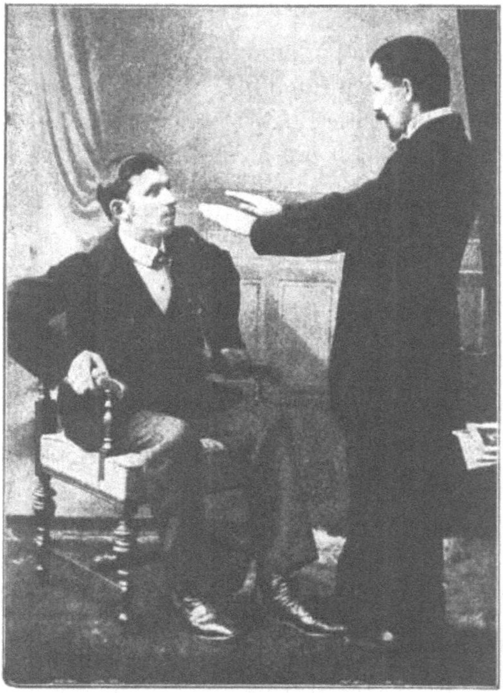

30. Experiment: Die Versuchsperson kann vom Stuhl nicht mehr aufstehen.

setzen können. — Es ist Ihnen ganz unmöglich, sich zu setzen. Versuchen Sie sich zu setzen, Sie können sich nicht mehr setzen."

Den Einfluß zurücknehmen.

Dieser Einfluß wird durch Streichen, Anblasen und leichtes Schütteln wie beim vorhergehenden Versuche beseitigt. Sagen Sie der Person: „Die Steifheit verschwindet immer mehr — und jetzt ist sie ganz verschwunden. Wie fühlen Sie sich?"

32. Die Versuchsperson bringt ihre Hände nicht aus den Taschen.

Sagen Sie der Versuchsperson, sie solle ihre Hände in die Taschen stecken, Sie werden nun bewirken, daß sie nicht mehr imstande sei, ihre Hände aus den Taschen zu bringen.

Machen Sie einige Striche über die Hände der Person und, indem Sie dieselben leicht drücken, geben Sie folgende

Suggestionen:

„Sehen Sie mich fest an! — Stecken Sie Ihre Hände fest in die Taschen, fester, ganz fest! — Sie fühlen, wie Ihre Hände (die Hände der Person leicht drücken!) immer mehr mit den Taschen verwachsen. Ihre Hände pressen sich ganz fest in die Taschen. — Sie bringen Ihre Hände nicht mehr aus den Taschen, versuchen Sie es, Ihre Hände sind wie festgewachsen."

Den Einfluß zurücknehmen.

Geben Sie ein Zeichen, schütteln Sie die Hände der Person leicht und suggerieren Sie, daß der Einfluß verschwunden sei.

33. Die Versuchsperson dreht ihre Hände und kann nicht mehr aufhören.

Lassen Sie die Person auf einem Stuhle Platz nehmen und sagen Sie ihr, daß Sie ihre Hände übereinander halten und mit ihnen Drehbewegungen ausführen solle, Sie würden sie dann so stark beeinflussen, daß sie nicht mehr aufhören könne, zu drehen.

Indem Sie einige Striche über die Hände der Person machen, geben Sie unter beständigem Fixieren nachstehende

Suggestionen:

„Drehen Sie ihre Hände fest, immer fester, ganz fest. — Ihre Hände drehen sich jetzt so schnell, daß Sie nicht mehr zu drehen aufhören können, selbst dann nicht, wenn Sie sich alle Mühe geben aufzuhören. Je mehr Sie versuchen aufzuhören, desto schneller werden sich Ihre Hände drehen."

Den Einfluß zurücknehmen.

Geben Sie ein Zeichen und suggerieren Sie nach

Anblasen der Person: „Der Einfluß verschwindet immer mehr und jetzt ist er ganz verschwunden."

Abbildung 17.

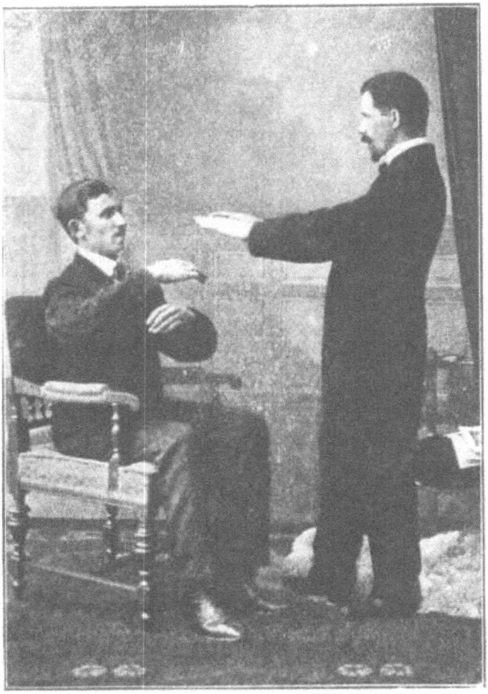

33. Experiment: Die Versuchsperson dreht ihre Hände und kann nicht mehr aufhören.

34. Die Versuchsperson ist unfähig, gewisse Zahlen oder Buchstaben auszusprechen.

Sagen Sie zur Versuchsperson: „Ich werde Sie jetzt so stark beeinflussen, daß Sie unfähig sein werden, gewisse Zahlen (oder Buchstaben) auszusprechen."

Fixieren Sie die Person fest und

suggerieren Sie:

„Sie werden jetzt von 1-25 zählen und ich werde bewirken, daß Sie von der Zahl 9 ab die ungeraden Zahlen, also 11, 13, 15 usw. nicht mehr aussprechen können! — Zählen Sie jetzt! —“ Sobald die Person die Zahl 9 genannt hat, sagen Sie rasch und bestimmt: „Jetzt können Sie die ungeraden Zahlen nicht mehr aussprechen!“

Wollen Sie bewirken, daß die Person gewisse Buchstaben, z. B. a, o, u, (wählen Sie womöglich Selbstlaute) nicht mehr aussprechen könne, so nennen Sie diese und verfahren in der vorstehend gezeigten Weise.

Den Einfluß zurücknehmen.

Den Einfluß beseitigen Sie in beiden Fällen durch Anblasen und entsprechende Suggestion.

35. Die Versuchsperson kann bei einem bestimmten Buchstaben nicht mehr weiter schreiben.

Lassen Sie die Person an einem Tische Platz nehmen, geben Sie ihr Papier und Bleistift, dann sagen Sie: „Ich werde jetzt bewirken, daß Sie bei einem bestimmten Buchstaben nicht mehr weiter schreiben können.“

Während Sie die Person fest fixieren,

suggerieren Sie:

„Sie werden jetzt das Wort „Willenskraft“ schreiben. Sobald Sie aber zu dem Buchstaben „a“ kommen, wird Ihr Bleistift wie auf dem Papier festgewachsen sein, es wird Ihnen unmöglich sein noch weiter zu schreiben. — Versuchen Sie jetzt zu schreiben! Sie können nur bis zu dem Buchstaben „a“ schreiben, weiter auf keinen Fall.“

Ist die Person bei dem Buchstaben „a“, dann sagen Sie schnell und bestimmt: „Sie können nicht mehr weiter schreiben, Sie bringen den Bleistift nicht vom Papier weg, er ist wie festgewachsen.“

Die Person wird oft ganz erstaunt sein, wenn sie plötzlich nicht mehr schreiben kann. Sie wird beide Hände nehmen, um mit aller Kraft das Wort doch noch vollenden zu können. Trotz aller Mühe wird ihr dies bei richtiger Beeinflussung nicht gelingen.

Den Einfluß zurücknehmen.

Den Einfluß beseitigen Sie durch ein Zeichen, Anblasen und entsprechende Suggestion.

36—39. Veränderung der Schrift durch Suggestion.

Diese Versuche erfordern eine stärkere Beeinflussung und gelingen nur bei sehr empfänglichen Personen. Vergleichen Sie die durch suggestive Beeinflussung erhaltenen Schriftproben mit der normalen Schrift, so haben Sie sich einen interessanten Beweis über die Macht einer geschickten Suggestion verschafft.

Abbildung 18.

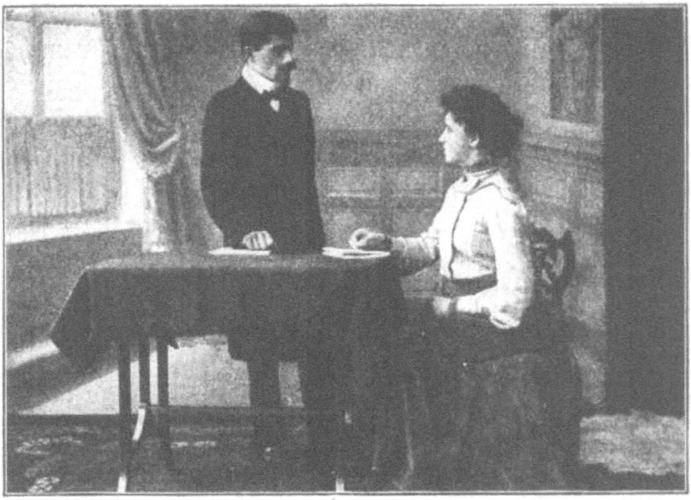

35. Experiment: Die Versuchsperson kann bei einem bestimmten Buchstaben nicht mehr weiter schreiben.

Erster Versuch: Sie geben der Person Papier und Bleistift, fixieren deren Nasenwurzel fest und sagen: „Ich werde Sie jetzt in einen siebenjährigen Knaben (oder Mädchen) verwandeln. Sie werden fühlen, denken und handeln wie ein Knabe von sieben Jahren. Ihr ganzes Wesen, besonders aber Ihre Schrift wird sich diesem Alter entsprechend verändern."

Fixieren Sie die Person fest, machen Sie einige Striche über deren Kopf und Stirne und suggerieren Sie mit besonderer Betonung: „Sie verwandeln sich langsam in einen Knaben von sieben Jahren, Sie fühlen, denken und handeln wie ein Knabe von sieben Jahren. — Sie sind jetzt ein Knabe von sieben Jahren."

Sie fragen dann: „Wie alt sind Sie?" Gibt die Person ihr wirkliches Alter an, so müssen Sie die Suggestionen mit den Umständen angepaßten Abänderungen so oft wiederholen, bis die Person sich wirklich für sieben Jahre hält. Hat die Person die Suggestion angenommen, d. h. glaubt sie das suggerierte Alter zu haben, dann sagen Sie zu ihr: „Schreiben Sie: Ich bin sieben Jahre alt." Während des Schreibens sagen Sie etwa: „Ihre Schrift ist ganz steif und ungelenkig, Sie gehen wohl noch nicht lange in die Schule?"

Zweiter Versuch: Sie nehmen nach diesem Versuche den Einfluß nicht zurück, sondern Sie fixieren die Person fest und behaupten: „Sie sind nicht sieben, sondern fünfzehn Jahre alt! — Sie sind jetzt fünfzehn Jahre alt! — Wie alt sind Sie? —"

Behauptet die Person, fünfzehn Jahre alt zu sein, dann sagen Sie ihr, sie solle schreiben: „Ich bin fünfzehn Jahre alt."

Dritter Versuch: Legen Sie der Person Ihre linke Hand auf die Stirne, die rechte dagegen auf den Hinterkopf und suggerieren Sie: „Sie sind jetzt siebzig Jahre alt. Sie fühlen sich müde und gebrechlich, Ihre Haltung ist gebückt und Ihre Hände sind etwas zitterig. — Sie sind jetzt siebzig Jahre alt! — Wie alt sind Sie?“

Glaubt die Person siebzig Jahre alt zu sein und hat sie ohne Ihr besonderes Dazutun ein entsprechendes Benehmen angenommen, dann sagen Sie zu ihr: „Schreiben Sie: Ich bin siebzig Jahre alt!“ —

Hat die Person fertig geschrieben, dann führen Sie sie etwas umher und lassen sich womöglich etwas „aus der guten, alten Zeit“ erzählen.“ —

Vierter Versuch: Geben Sie der Person ein Glas Wasser zu trinken und sagen Sie ihr, es sei ein vorzüglicher Wein, dieser werde die Person ungemein stärken und eine recht frohe Stimmung bewirken. — Hat die Person getrunken, dann rufen Sie plötzlich, scheinbar ganz überrascht aus: „Ja, was haben wir denn da gemacht! Das war ja gar kein Wein — das war ja ein besonders alkoholreicher Branntwein! — Wie Ihre Augen glänzen! — Sie fühlen wohl schon die Wirkung? — Sie zittern ja schon — halten Sie sich fest, Sie sind ja betrunken! Wer kommt denn dort? — Das ist ja der Geldbriefträger mit einer Postanweisung. — Hier liegt sie (geben Sie der Person irgend ein Stück

Papier), Sie sollen unterschreiben: Den Betrag von 500 Mark dankend erhalten." Während die Person sich bemüht zu schreiben, behaupten Sie wiederholt, daß sie sehr stark betrunken sei.

Nehmen Sie den Einfluß sorgfältig zurück.

Blasen Sie die Person wiederholt fest an und suggerieren Sie: „Der Einfluß verschwindet immer mehr — Sie fühlen sich immer wohler — und jetzt ist er ganz verschwunden. Wie fühlen Sie sich?"

Fragen Sie immer: „Wie fühlen Sie sich?" dann wird die Person auch ihrem Zustande entsprechend antworten. Wenn Sie aber fragen: „Fühlen Sie sich wohl?" so liegt in der Frage schon die Suggestion des Wohlbefindens und Sie können nie den wahren Zustand der Person erfahren.

Legen Sie dann der auf einem Stuhle sitzenden Person Ihre linke Hand auf die Stirne, die rechte auf den Hinterkopf und sagen Sie, daß Sie nun bewirken werden, daß sie sich recht wohl fühlen werde. Dann streichen Sie zirka 25 mal über den ganzen Körper der Person von oben nach unten, aber ohne Berührung, die innere Handfläche der Person zugewendet und suggerieren: „Ich will Ihnen zeigen, daß ich nicht nur experimentieren, sondern auch bewirken kann, daß Sie sich recht wohl fühlen. Sie fühlen bereits, wie eine angenehme Wärme Ihren Körper durchströmt, ein Gefühl der Kraft und Gesundheit Ihre Nerven durchstießt; Sie werden sich auf diese magnetische Behandlung sehr wohl fühlen. Sie fühlen sich jetzt schon bedeutend besser, man sieht es Ihnen an, daß Ihnen die Behandlung recht gut bekommen wird. Wie fühlen Sie sich?“

Nach dieser Behandlung lasse man die Person etwas ruhen, ehe man zu weiteren Versuchen übergeht.

40. Wie man die Person zum Niesen zwingt.

Fixieren Sie die Person fest und sagen Sie zu ihr: „Ich werde jetzt einen Reiz erzeugen, der Sie zum Niesen zwingen wird. Der Reiz wird so stark sein, daß Sie niesen müssen. — Sie werden nicht widerstehen können.“

Berühren Sie mit Daumen und Zeigefinger der rechten Hand leicht die Nase der Person und geben unter beständigem Fixieren folgende

Suggestionen:

„Sie fühlen jetzt in Ihrer Nase einen leichten Reiz. Dieser Reiz wird immer stärker — es juckt Sie — dieses Jucken wird immer stärker — Sie können es nicht mehr ertragen. Es reizt und juckt Sie immer stärker, Sie können nicht mehr widerstehen, Sie sind gezwungen zu niesen. Sie müssen niesen.“

Den Einfluß zurücknehmen.

Der Einfluß ist meist mit dem Niesen beseitigt und es bedarf selten weiterer Mittel. Sollte es jedoch vorkommen, daß eine Person öfter niesen muß und erklärt, sie könne nicht aufhören, dann berühren Sie mit Ihrer Hand deren Nase, streichen diese einige Male abwärts und suggerieren: „Der Reiz zum Niesen verschwindet immer mehr — und jetzt ist er vollständig verschwunden."

41. Die Beeinflussung des Geschmacksinnes.

Nehmen Sie ein Glas Trinkwasser und sagen Sie zur Versuchsperson: „Ich werde durch Magnetisieren den Geschmack dieses Wassers verändern; es wird ganz sauer schmecken."

Sie machen einige Striche über das Wasser und geben, indem Sie die Person fest fixieren, folgende

Suggestionen:

Jeder Strich, den ich mache, verändert den Geschmack des Wassers. — Das Wasser wird ganz sauer — so sauer,

daß Sie es nicht mehr trinken können. Versuchen Sie jetzt zu trinken, Sie können es nicht trinken, das Wasser schmeckt ganz sauer!"

Den Einfluß zurücknehmen.

Ein Zeichen, leichtes Anblasen der Nasenwurzel und

die Suggestion: „Der Einfluß verschwindet immer, mehr — und jetzt ist er ganz verschwunden“ genügt, um den Einfluß zu beseitigen.

Auf ähnliche Weise können Sie auch den Geruch, das Gehör, das Gesicht und das Gefühl beeinflussen. Sie müssen stets unerschöpflich in Ihren Einfällen sein.

Abbildung 19.

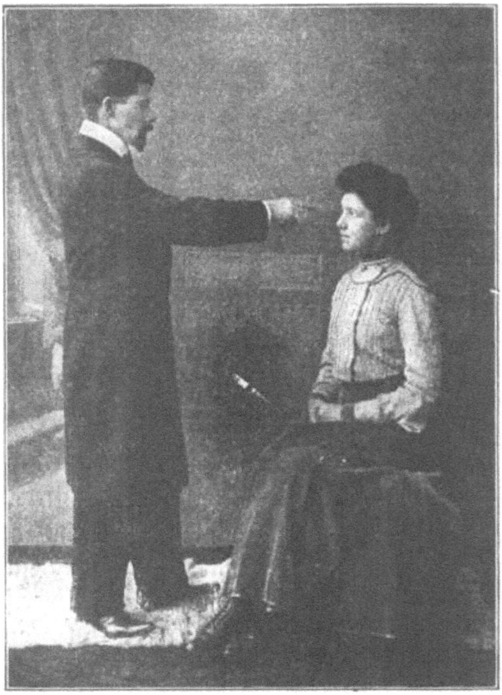

40. Experiment: Wie man die Person zum Niesen zwingt.

42. Sich unsichtbar machen.

Dies ist einer der schwersten Versuche und im Wachzustand nur dann auszuführen, wenn andere Versuche gut gelungen sind.

Stellen Sie sich vor der Versuchsperson so im Zimmer auf, daß Sie sich zirka 2 -3 Meter von ihr entfernen können und sagen dann: „Ich werde jetzt ein sehr interessantes Experiment ausführen! — Damit es aber auch gut gelingt, möchte ich Sie ersuchen, mir Ihre volle Aufmerksamkeit zu schenken. Ich werde mich jetzt „unsichtbar" machen. — Nach dem, was Sie bis jetzt gesehen haben, werden Sie die Möglichkeit eines Gelingens kaum bezweifeln. —"

Fixieren Sie die Person fest, machen Sie einige Striche über deren Augen, dann vor Ihnen durch die Luft und geben, während Sie diese Manipulationen öfter wiederholen, nachstehende

Suggestionen:

„Ich werde mich jetzt unsichtbar machen und werde nach und nach ganz aus Ihren Augen verschwinden, so daß Sie mich nicht mehr sehen können. Sie werden alles im Zimmer sehen, nur mich werden Sie nicht mehr sehen können, ich werde vollständig verschwunden sein. Sehen Sie mich fest an und schenken Sie mir Ihre volle Aufmerksamkeit. — Ich werde in einen Nebel gehüllt und mit diesem aus Ihren Augen verschwinden." (Halten Sie

Ihre Hände vor die Versuchsperson, wie Abbildung 20 zeigt, und, indem Sie langsam zurückgehen, dabei die Person möglichst stark fixieren, suggerieren Sie weiter:) „Ich verschwinde jetzt langsam aus Ihren Augen, Sie sehen mich immer weniger, ich verschwinde immer mehr, Sie werden mich bald nicht mehr sehen können. Ich verschwinde immer mehr — Sie können mich kaum noch sehen," — (rasche Suggestion mit besonderer Betonung:) „und jetzt bin ich ganz verschwunden, Sie können mich nicht mehr sehen.

— Es ist ganz unmöglich, mich zu sehen, ich bin vollständig verschwunden. — Sie können nur meine Stimme hören, aber sehen können Sie mich nicht mehr. — Sie sehen alles im Zimmer, nur mich können Sie nicht mehr sehen, ich bin ganz verschwunden. Suchen Sie mich!"

Die Person wird erst geradeaus auf den Platz zugehen, wo Sie ihr noch ein wenig sichtbar waren. Sie wird das ganze Zimmer absuchen, unter Tische und Stühle sehen. Sie wird an Ihnen vorbeigehen, ohne zu wissen, daß Sie vor ihr stehen. Sie wird sich die Augen reiben, um vielleicht auf diese Weise besser zu sehen, aber alles wird vergebens sein, bis Sie den Zauber lösen und

den Einfluß sorgfältig zurücknehmen.

Da es bei diesem Versuche öfter vorkommt, daß die

Person infolge des starken Fixierens starre Augen macht und sich auch sonst stark beeinflußt zeigt, so müssen Sie den Einfluß durch Anblasen und entsprechende Suggestion

Abbildung 20.

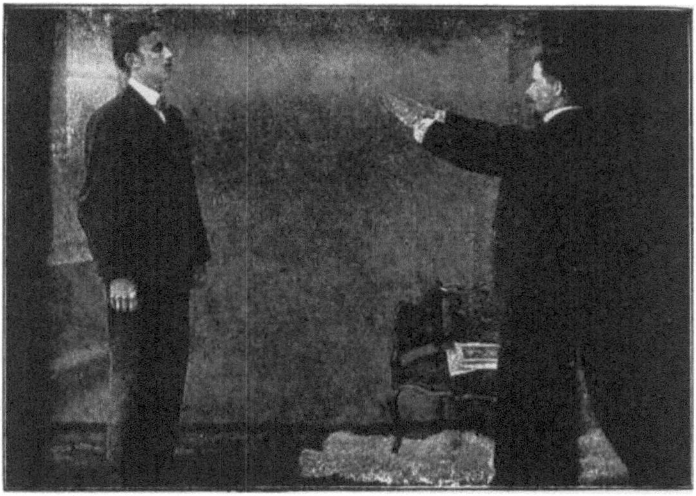

42. Experiment: Sich unsichtbar machen.

gründlich beseitigen.

43. Der Bannstrich.

Gehen Sie mit der Versuchsperson bis zur Mitte des Zimmers und sagen Sie in suggestiver Weise: „Ich werde hier einen Strich durch die Luft machen und wie durch eine unsichtbare Mauer das Zimmer in zwei Hälften teilen. Sie werden über die Stelle, wo ich den magnetischen

Bannstrich gemacht habe, nicht gehen können, es wird sein, als ob hier eine unsichtbare Mauer sei, die Sie nicht durchbrechen können."

Nachdem Sie einige Striche durch das Zimmer gemacht haben, fixieren Sie die Person fest und geben folgende

Suggestionen:

„Durch diesen magnetischen Bannstrich ist ein unsichtbares, aber wirkliches Hindernis entstanden. Sie können nicht mehr über die Stelle gehen, wo ich den Bannstrich gemacht habe. Es ist Ihnen ganz unmöglich, ihn zu durchbrechen und auf die andere Seite des Zimmers zu gelangen. Versuchen Sie, den Bannstrich zu durchbrechen, Sie können es nicht und je mehr Sie es versuchen, desto weniger werden Sie es können."

Den Einfluß zuriicknehmen.

Machen Sie einige entgegengesetzte Striche über die Stelle, wo Sie den Bannstrich machten und sagen Sie: „Der Einfluß verschwindet immer mehr — und jetzt ist er gänzlich verschwunden.— Sie können wieder hingehen wo Sie wollen."

Der eigentliche „magnetische Bannstrich" wird ohne Wissen der Versuchsperson gemacht, ohne mündliche Suggestion; hier muß ganz allein die Macht des Willens wirken.

Abbildung 21.

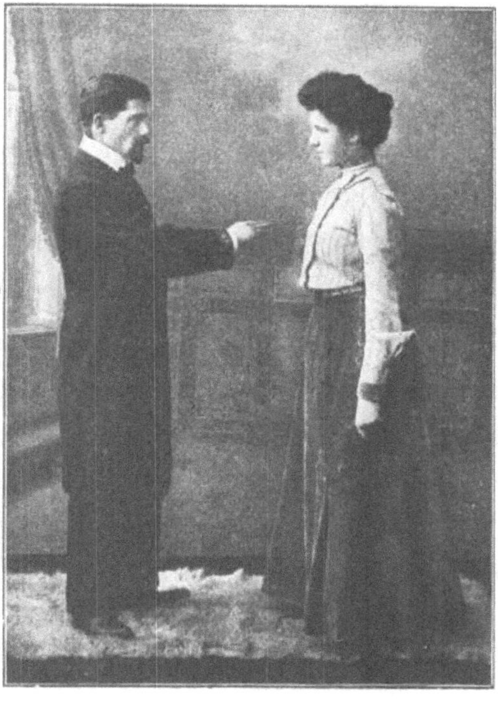

43. Experiment: Der Bannstrich.

B. Telephonische Suggestionen.

Diese Versuche sind etwas schwerer auszuführen als die vorhergehenden direkten, mündlichen Suggestionen, weil Sie von Ihren Augen keinen Gebrauch machen und die Wirkung Ihrer Suggestionen nicht kontrollieren können. Sie werden aber dennoch erfolgreich sein, wenn Sie zum Zwecke der Übung Ihre ersten Versuche mit einer solchen Person ausführen, die Sie in direkter mündlicher Suggestion schon öfter mit Erfolg beeinflußt haben. Später, wenn mit dieser Person Ihre Versuche gut gelungen sind, sollten Sie Personen benützen, die noch nie unter hypnotischem Einfluß waren.

Ich gebe Ihnen einige Versuche an, die ziemlich leicht auszuführen sind und mit denen Sie sicheren Erfolg haben. Bei einigem Nachdenken können Sie sich selbst anderer Versuche bedienen.

44. Die Versuchsperson kann die Höhrrohre nicht loslassen.

Vor allen Dingen müssen Sie bei diesen Versuchen mit einer empfänglichen Person Tag und Stunde vereinbaren. Hat die Person ihre Zustimmung gegeben, so rufen Sie dieselbe zur vereinbarten Stunde an und fragen sie, ob sie Zeit und Lust zu einigen Versuchen habe. Hat sie Ihnen bejahend geantwortet, so sagen Sie ihr, daß Sie nun den Versuch beginnen wollen, sie möge ihre Augen schließen und während des ganzen Versuches geschlossen halten, vor allen Dingen aber solle sie ihre ganze Aufmerksamkeit auf Ihre Worte lenken.

Nach einer kleinen Pause beginnen Sie: „Ich werde jetzt verursachen, daß Sie die Höhrrohre nicht mehr loslassen können. Sie werden fühlen, wie sich Ihre Hände krampfhaft zusammenziehen, nach und nach immer fester und dann so stark, daß es Ihnen unmöglich ist, die Höhrrohre loszulassen."

Indem Sie Ihre Gedanken konzentrieren und den festen Willen haben, die Person zu beeinflussen, geben Sie folgende

Suggestionen:

„Sie fühlen einen leichten Strom, der durch Ihre Hände zieht. Dieser Strom wird immer stärker, Ihre Finger ziehen sich immer mehr zusammen. Es entsteht ein Krampf in Ihren Händen, der immer stärker wird und Ihre Finger so stark zusammenzieht, daß es Ihnen unmöglich ist, die Höhrrohre loszulassen. Ihre Finger ziehen sich immer stärker zusammen, Sie können die Höhrrohre nicht mehr loslassen. Versuchen Sie die Höhrrohre loszulassen, Sie können es nicht mehr und je mehr Sie es versuchen, desto weniger werden Sie die Höhrrohre loslassen können."

Fragen Sie nun: „Wie fühlen Sie sich?“ oder „Wie stark ist der Einfluß?“ Hat die Person Ihnen geantwortet und ist sie Ihren Suggestionen entsprechend beeinflußt, dann müssen Sie

den Einfluß zurücknehmen.

Wie der Einfluß nur durch Suggestion erzeugt werden konnte, so können Sie ihn auch nur durch Suggestion beseitigen. Sagen Sie der Person, sie solle auf Ihre Suggestionen Acht geben. Dann suggerieren Sie: „Jetzt werde ich den Einfluß wieder zurücknehmen. Der Strom geht zurück, Sie fühlen, wie sich der Krampf in Ihren Händen löst und immer mehr verschwindet. — Der Einfluß wird in wenigen Augenblicken vollständig verschwunden sein — und jetzt ist er ganz verschwunden. Der Krampf in Ihren Händen ist vollständig verschwunden, es ist alles wieder gut. Wie fühlen Sie sich? — Ist der Einfluß vollständig verschwunden? — Dieser Krampf kann nur dann entstehen, wenn ich ihn absichtlich erzeuge, von selbst kann und wird er nie eintreten.“

45. Die Höhrrohre heiß machen.

Nach einer entsprechenden Pause rufen Sie die Person wieder an und fragen, ob sie zu einem zweiten Versuche bereit sei. Hat sie sich einverstanden erklärt und sind die vorerwähnten Bedingungen gegeben, dann sagen Sie: „Ich werde nun bewirken, daß die Höhrrohre so heiß werden, daß Sie sie nicht mehr in Ihren Händen halten können; Sie werden gezwungen sein, sie wegzulegen. Sie können sie erst wieder berühren, wenn ich die Hitze beseitigt habe, was ich Ihnen durch ein Glockenzeichen anzeigen werde.“

Indem Sie Ihre Gedanken konzentrieren und den festen Willen haben, die Person zu beeinflussen, geben Sie folgende

Suggestionen:

„Halten Sie die Höhrrohre fest, damit die Hitze, die ich Ihnen senden werde, stärker wirken kann. — Sie fühlen, wie Ihre Hände warm werden, Ihre Hände werden immer wärmer, die Höhrrohre werden bereits heiß, Sie können diese kaum mehr halten. Die Höhrrohre werden immer noch heißer, ganz heiß, nur wenige Augenblicke und Sie sind gezwungen, dieselben wegzulegen. Jetzt ist die Hitze so stark, daß Sie die Höhrrohre nicht mehr halten können, Sie brennen sich bereits, Sie können es nicht mehr aushalten, die Höhrrohre sind ganz heiß, Sie brennen sich.“

Wenn Sie merken, daß die Person die Höhrrohre weggelegt hat, dann geben Sie mit der Glocke ein Zeichen und fragen die Person, wie sie sich fühle.

Den Einfluß zuriicknehmen.

Der Einfluß ist mit dem Weglegen der Höhrrohre

beseitigt. Unterlassen Sie jedoch nicht, der Person einige Suggestionen zu geben, daß sie sich recht wohl fühlen werde usw.

46. Wie man Jucken erzeugt.

Rufen Sie die Person wieder an und fragen Sie, ob sie nun zu dem dritten Versuche bereit sei. Wenn ja, dann sagen Sie ihr: „Ich werde jetzt machen, daß Sie ein starkes Jucken am ganzen Körper bekommen. Wenn dieses Jucken so stark ist, daß es Ihnen unangenehm wird, so können Sie es sehr leicht beseitigen, indem Sie Ihre Hände in kaltes Wasser stecken; dann geben Sie mir ein Glockenzeichen."

Während Sie Ihre

Suggestionen

geben, stellen Sie sich möglichst lebhaft vor, wie die suggerierten Empfindungen zur Wirklichkeit werden. Sie sagen: „Sie fühlen, wie eine leichte Wärme Ihren Körper durchströmt, diese Wärme verwandelt sich in ein Prickeln, dieses Prickeln wird immer stärker und verwandelt sich in ein Jucken. — Es juckt Sie immer stärker, dieses Jucken wird immer noch stärker und verbreitet sich über Ihren ganzen Körper. — Sie können dieses Jucken nur dadurch beseitigen, daß Sie Ihre Hände in kaltes Wasser stecken. Das Jucken wird immer stärker, Sie können es nicht mehr aushalten, Sie sind gezwungen, Ihre Hände in kaltes

Wasser zu stecken, es kribbelt und juckt Ihr ganzer Körper, Sie können es nicht mehr aushalten, beseitigen Sie den Einfluß.“

Den Einfluß zurücknehmen.

Wenn die Person Ihnen das verabredete Glockenzeichen gegeben hat, dann fragen Sie: „Wie fühlen Sie sich?“ Auch wenn die Person sich ganz wohl fühlt und der Einfluß vollständig verschwunden ist, so geben Sie ihr noch einige passende Suggestionen. Sagen Sie der Person, daß Sie mit ihren Versuchen sehr zufrieden seien, daß sich bei ihr ein großes Wohlbefinden einstellen werde usw.

Sie können diese Versuche auch zu Heilzwecken verwenden. Haben Sie z. B. einen Bekannten, der sich nicht wohl fühlt, so können Sie ihn durch die telephonische Suggestion entsprechend beeinflussen. Sie sagen ihm, daß Sie ihm helfen werden und geben ihm einige seinem Befinden entsprechende Heilsuggestionen. Je mehr Sie mit Ihren Experimenten erfolgreich sind, desto mehr sollten Sie bestrebt sein, mit der auf diese Weise erworbenen Fähigkeit anderen zu helfen und Gutes zu tun.

Bei den oben dargestellten Experimenten ist es notwendig, daß mindestens eine mit der Sache etwas vertraute Person bei der Versuchsperson sich befindet, die bei eventueller erschwerter Zurücknahme des Einflusses diesen durch Anblasen aufzuheben imstande ist. Sie hat sich während des Versuches in gemessener Entfernung ruhig zu verhalten, darf weder mit der Versuchsperson sprechen, noch sie berühren.

—o—

C. Schriftliche Suggestionen.

Bis jetzt haben Sie, erst von der direkten, dann von der telephonischen Suggestion Gebrauch zu machen gelernt. Um Sie aber zu einem allseitig bewanderten Hypnotiseur heranzubilden, möchte ich Ihnen raten, sich auch so viel wie möglich in der Praxis der schriftlichen Suggestion auszubilden. Die Versuche in schriftlicher Suggestion sind nicht nur sehr interessant, sondern werden Ihnen auch sicher von großem Nutzen sein.

Was ist eine schriftliche Suggestion? Ich glaube nicht, daß es notwendig ist, darüber eine lange Erklärung zu geben. Eine schriftliche Suggestion ist eine Beeinflussung durch irgend eine Schrift, Bücher, Zeitungen, Briefe usw., welche mehr oder weniger suggestiv wirken.

Die schriftlichen Suggestionen werden in der gleichen Form wie die mündlichen Suggestionen, überzeugend klar und entsprechend dem Verständnis der Person, die beeinflußt werden soll, gegeben und haben den Vorteil, daß sie von der Versuchsperson so oft gelesen werden können, bis der Erfolg eingetreten ist.

Im Nachstehenden will ich Ihnen einige Versuche beschreiben. Sie können diese am besten mit solchen Personen ausführen, die Sie durch mündliche Suggestionen leicht beeinflussen konnten. Ein guter Praktiker wird sich immer selbst ähnliche Versuche ausdenken können.

47. Die Versuchsperson kann das beschriebene Papier nicht mehr loslassen.

Nehmen Sie ein Stück Papier und schreiben Sie in klarer und deutlicher Schrift folgende

Abbildung 22.

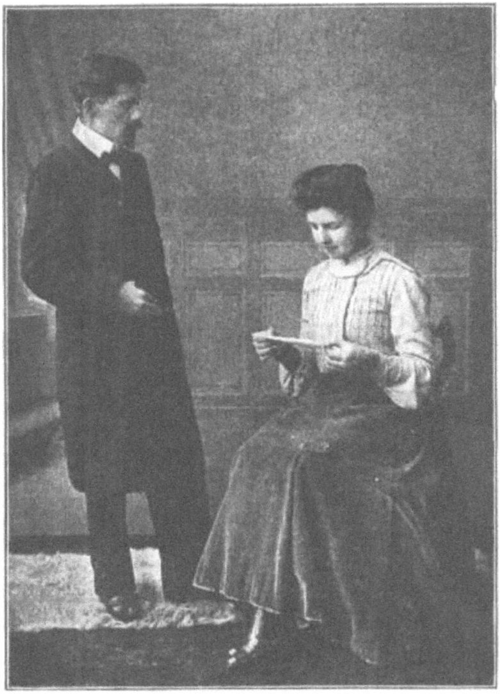

Stellung für sämtliche Versuche in schriftlicher Suggestion.

Suggestionen:

„Wenn Sie diese Zeilen lesen, werden sich Ihre Finger immer mehr zusammenziehen und Sie werden das Papier nicht mehr loslassen können. Ihre Finger ziehen sich immer stärker zusammen, so stark, daß Sie dieses Papier nicht mehr loslassen können. Jetzt ziehen sich Ihre Finger ganz fest zusammen, Sie können das Papier nicht mehr loslassen.“

Den Einfluß zurücknehmen.

Ist Ihnen die Beeinflussung gelungen, dann müssen Sie diese entweder durch schriftliche oder noch besser, durch mündliche Suggestion beseitigen. Sie können der Person einen Zettel geben, worauf Sie folgende Suggestionen geschrieben haben: „Wenn Sie diese Zeilen gelesen haben, wird der Einfluß verschwunden sein, Sie werden den Zettel wieder loslassen können und sich ganz wohl fühlen.“

48. Das Schließen der Augen.

Nehmen Sie ein Stück Papier und schreiben Sie in klarer und deutlicher Schrift folgende

Suggestionen:

„Sobald Sie diese Zeilen gelesen haben, werden Ihre Augen zufallen und Sie werden Sie nicht mehr öffnen können, Ihre Augen werden wie zugewachsen sein. Sie fühlen, wie Ihre Augen immer schwerer werden, Sie können Ihre Augen nicht mehr offen halten, Ihre Augen fallen zu, Sie können Ihre Augen nicht mehr öffnen.“

Den Einfluß zurücknehmen.

Um den Einfluß zurückzunehmen, blasen Sie die Person einige Male leicht an, dann suggerieren Sie: „So, jetzt ist der Einfluß beseitigt, Sie können Ihre Augen wieder öffnen und schließen wie Sie wollen. Wie fühlen Sie sich?"

49. Erzeugung von Kälte.

Nehmen Sie ein Stück Papier und schreiben Sie klar und deutlich folgende

Suggestionen:

„Während Sie diese Zeilen lesen, werden Sie eine immer größer werdende Kälte fühlen, Sie fühlen bereits, wie es immer kälter wird, Sie frieren. Sie frieren immer mehr, die Kälte wird immer größer, Sie zittern bereits. Sie frieren immer stärker, Sie frieren so stark, daß Sie es nicht mehr aushalten können. Sie können es nicht mehr ertragen, das Papier fällt aus Ihren Händen.

Den Einfluß zurücknehmen.

Reiben der Hände der Person und mündliche Suggestionen werden den Einfluß gründlich beseitigen. Wenn Sie aber gleich den folgenden Versuch ausführen, so können Sie den Einfluß durch diesen aufheben.

50. Erzeugung von Hitze.

Schreiben Sie auf ein Stück Papier folgende

Suggestionen:

Während Sie diese Zeilen lesen, wird Ihr Blut immer rascher zirkulieren, Ihre Körpertemperatur wird immer größer, Sie fühlen, wie jetzt eine große Wärme durch Ihren Körper strömt, es wird Ihnen immer heißer, so heiß, daß Sie es nicht mehr aushalten können. Die Hitze ist jetzt so stark, daß Sie sie nicht lange ertragen können. Sie müssen Ihren Rock ausziehen, es wird Ihnen sonst zu heiß, die Hitze wird immer noch ärger, Sie können es nicht mehr aushalten. Es ist unmöglich, daß Sie diese Hitze, welche fortwährend größer wird, noch länger ertragen können. Sie können die Hitze nicht mehr aushalten.“

Den Einfluß zurücknehmen.

Blasen Sie die Person einige Male fest an und sagen Sie Ihr: „Die Hitze verschwindet immer mehr — und jetzt ist sie ganz verschwunden. Wie fühlen Sie sich?“

51. Die Versuchsperson kann nicht mehr auf dem Stuhl sitzen bleiben.

Schreiben Sie auf ein Stück Papier folgende

Suggestionen:

„Während Sie diese Zeilen lesen, werden Sie immer unruhiger. Sie können auf dem Stuhl, auf dem Sie sich befinden, nicht mehr sitzen bleiben. Sie fühlen, wie Sie immer unruhiger werden und daß das Bedürfnis, sich auf einen anderen Stuhl zu setzen, immer größer wird. Sie finden keine Ruhe mehr, Sie können es nicht mehr aushalten, Sie zittern bereits, Sie sind gezwungen aufzustehen und sich auf einen andern Stuhl zu setzen. Sie können nicht anders, Sie sind gezwungen, diesen Platz zu wechseln und sich auf einen anderen Stuhl zu setzen."

Den Einfluß zurücknehmen.

Der Einfluß hört mit dem Verlassen des Stuhles von selbst auf. Unterlassen Sie jedoch nicht, der Person am Schluß Ihrer Versuche einige Wohlbefinden erzeugende Suggestionen zu geben!

Wirken Ihre Suggestionen bei dem ersten Lesen nicht sofort, so lassen Sie diese so oft lesen, bis der Einfluß eingetreten. Gut ist es auch, wenn Sie über das mit Ihren Suggestionen beschriebene Papier einige Striche machen, um durch diese Manipulationen die Einbildungskraft der Person besser anzuregen.

D. Geistige Suggestionen.

Geistige Suggestionen geben, heißt, durch in Gedanken gegebene Suggestionen (also auch ohne zu sprechen oder zu schreiben) andere Personen so zu beeinflussen, daß diese dem Willen des Hypnotiseurs gehorchen.

Sie werden sich fragen: Ist es denn überhaupt möglich, geistige Suggestionen zu geben, d. h. seine Gedanken und seinen Willen auf andere Personen zu übertragen? — Erwägen Sie, wie es kommen mag, daß, wenn man von einer Person zu sprechen beginnt oder an diese denkt, diese gleich darauf ins Zimmer tritt? Haben Sie noch nicht wahrgenommen, daß eine Person von dem zu sprechen begann, was Sie gerade lebhaft dachten? Haben Sie selbst noch nie die Gedanken einer Person gelesen (nicht „erraten", denn dies bezeichnet nur einen Zufall)? Denken Sie über ähnliche Fälle in Ihrer eigenen Umgebung nach, so werden Sie bald finden, daß das Schlagwort „Zufall" keine Berechtigung hat.

Ich finde es gar nicht nötig, Ihnen den Beweis zu erbringen, daß geistige Suggestionen und Beeinflussungen möglich sind. Denn es wird Ihnen ergehen, wie meinen Schülern, denen ich persönlich Unterricht gab; je weniger diese an die Möglichkeit solcher Versuche glaubten, desto größer war ihr Erstaunen und ihre Begeisterung, nachdem die ersten Versuche unter meiner Führung gelangen.

Vorbereitung.

Da diese Art Suggestion dem Schüler eine ganz gewaltige Macht verschafft, so kann ich es nicht unterlassen, nochmals an seinen Charakter zu appellieren. Ich weiß mit Bestimmtheit, daß es das sichere Verderben des Schülers ist, wenn mit der immer größeren Entfaltung der Willenskraft die Entwickelung und Veredelung des Charakters nicht gleichen Schritt halten würde. Ich könnte Ihnen mit zahlreichen Beispielen dienlich sein, wo Personen ihren Willen zu großer Macht entwickelt haben, da sie es aber unterließen, ihren Charakter der Entfaltung ihres Willens entsprechend zu veredeln, ahnungslos ihren Ruin herbeiführten. Diese Andeutungen mögen genügen, um Ihnen zu zeigen, wie notwendig die Veredelung des Charakters bei der Entwickelung des Willens ist, wenn man sich nicht großen Gefahren aussetzen will.

Ihr Charakter ist nicht nur das Produkt Ihrer Erziehung, sondern vor allem Ihrer eigenen Gedanken, die durch die Umstände in verschiedene Bahnen gelenkt wurden. Der Mensch ist, was er denkt; und damit haben wir auch den Schlüssel zur Charakterbildung und Veredelung in der Hand. Wenn Sie Ihren Charakter veredeln wollen, so brauchen Sie nur Ihre Gedanken zu verändern; denken

Sie rein und edel, so werden Sie nicht nur rein und edel sein, sondern sogar Ihr Körper wird durch Ihre Gedanken beeinflußt, schöner und harmonischer werden. Der Geist gibt dem Stoff die Form, er ist das herrschende Prinzip in uns.

Die zweite notwendige Bedingung zur Entwickelung des Willens ist Selbstvertrauen (d. h. Vertrauen in seine Kraft und Fähigkeit). Aber wie kann ein Mensch Selbstvertrauen haben, wenn er nicht weiß, was er ist. Ein Materialist kann sich unmöglich solche geistige Fähigkeiten, wie Fernwirkung seines Willens usw. aneignen, da er von der Ansicht ausgeht, er sei nur ein Haufen Erde, sein Leben, seine Gedanken usw. seien nur das Produkt der infolge der eigentümlichen Zusammensetzung dieser Materie entstandenen Elektrizität und seine Individualität sei vernichtet, wenn diese chemische Zusammensetzung zerstört werde. Kann denn die träge Materie sich individualisieren, vermag sie zu denken und zu handeln, ohne daß eine intelligente Kraft (Seele) den Anstoß dazu gibt? Der Geist ist es, der den trägen Stoff zwingt, seine Atome zu ordnen, er ist es, der dem Stoffe Form und Leben gibt. Schon beginnt man an vielen Orten dem krassen Materialismus, diesem großen Hindernis der Entfaltung geistiger Kräfte, das Grab zu schaufeln.

Erst, wenn Sie sich bewußt sind, daß Sie nicht ein Haufen

träger Materie sind, die von einer Summe Elektrizität und Magnetismus belebt wird, sondern Ihr eigenes Ich das intelligente und belebende Prinzip ist, dann können Sie sich höhere geistige Fähigkeiten erwerben, da Ihr Wille nicht mehr durch Zweifel und Mangel an Selbstvertrauen an seiner Entfaltung gehindert ist. Bedenken Sie, daß Ihr eigenes Ich göttlicher Abstammung ist und deshalb auch alle Kräfte und Fähigkeiten besitzen muß, daß es aber diese Kräfte und Fähigkeiten infolge der Unvollkommenheit des Körpers nicht zum Ausdruck bringen kann. Ihren Willen entwickeln heißt also: Dem Körper die Herrschaft zu entreißen und ihn unter die Kontrolle Ihres Willen zu bringen. So lange der Körper den Geist in seiner Entfaltung hindert, können Sie sich keine okkulten (geheimen, magischen, scheinbar übersinnlichen) Kräfte aneignen.

Wenn Sie diesen Grundbedingungen keine Aufmerksamkeit schenken, so werden Sie überhaupt nicht imstande sein, Ihren Willen richtig zu entfalten. Haben Sie aber einmal Ihren Körper unter die Herrschaft Ihres Willens gebracht, dann ist die Anwendung desselben sehr einfach. Sie brauchen nur das lebhafte intensive Verlangen zu haben, daß dies oder jenes geschehen möge; nicht im mindesten dürfen Sie zweifeln, ob Ihr Wille das Gewünschte herbeizuführen imstande sei; denn jeder Zweifel bricht das Werk. Dieser Glaube, oder noch besser, die zweifellose Überzeugung, daß dem Willen nichts unmöglich ist, muß absolut vorhanden sein. Der Glaube an die Fähigkeiten und Kräfte des Menschen ist durch falsche Erziehung und Massensuggestion usw. bei vielen Personen zerstört worden. Ihn wieder zu gewinnen, ist sehr schwer; nur nach und nach kann man zu der notwendigen, zweifellosen Überzeugung gelangen, daß unser Wille unbeschränkte Macht besitzt. Deshalb müssen wir erst mit ganz kleinen, leichten Versuchen beginnen; mit dem immer größer werdenden Vertrauen in unsere Fähigkeit wächst auch unsere magische Kraft.

Von ganz besonderer Wichtigkeit ist es, daß der Schüler durch etwaiges Mißlingen einiger Versuche das Vertrauen in seine Fähigkeit sich nicht erschüttern lasse, weil damit die Grundlage seiner Macht verloren geht.

Eine weitere Bedingung ist die

Konzentration Ihrer Gedanken.

Es ist dies die Fähigkeit, Ihre ganze Aufmerksamkeit auf das zu lenken, was Sie erreichen wollen. Durch nichts dürfen Sie abgelenkt werden. Sie müssen imstande sein, Ihre Gedanken so auf einen Mittelpunkt (Brennpunkt) zu vereinigen, wie durch ein Brennglas die Strahlen der Sonne auf einen Punkt konzentriert werden und dadurch an Stärke bedeutend zunehmen. Anfangs werden Sie zwar in der Ausführung Ihrer Versuche durch die unwillkürlichen Muskelbewegungen des Körpers gestört, weshalb es notwendig ist, Ihre Muskelbewegungen ebenso wie Ihre Fehler und Leidenschaften beherrschen zu lernen; am besten erreichen Sie dies durch nachstehende

Übungen zur Kontrolle des Körpers und der Gedanken.

Setzen Sie sich in einen bequemen Stuhl, lassen Sie Ihre Muskeln vollständig erschlaffen und versuchen Sie, etwa fünf Minuten ganz regungslos zu sitzen. Sie dürfen mit keiner Muskel zucken, kein Glied bewegen, Ihre ganze Aufmerksamkeit muß darauf gerichtet sein, recht ruhig zu bleiben. Diese Übung können Sie nach und nach verlängern, bis Sie imstande sind, 20 Minuten ganz ruhig zu sitzen. Dann erst beginnen Sie die zweite Übung.

Strecken Sie Ihren rechten Arm mit der inneren Handfläche nach unten in Schulterhöhe seitwärts aus und beobachten dabei zur Kontrolle Ihre Fingerspitzen genau, ob Ihr Arm ruhig in der gegebenen Lage bleibt. Auch diese Übung beginnen Sie mit fünf Minuten und suchen nach und nach zu erreichen, ihn 15 Minuten ruhig halten zu können.

Machen Sie diese Übung auch mit Ihrem linken Arm und setzen Sie sie in gleicher Weise mit den Füßen fort, indem Sie diese vorwärts strecken.

Nehmen Sie ein Stück Papier und versuchen zu gleicher Zeit mit der rechten Hand ein Quadrat und mit der linken einen Kreis zu zeichnen; später machen Sie diese Übung umgekehrt.

Versuchen Sie mit Ihrer rechten Hand einen Kreis nach rechts, mit dem rechten Fuße zu gleicher Zeit nach links zu machen.

Machen Sie diese Übung umgekehrt, indem Sie mit der linken Hand einen Kreis nach links und mit dem gleichen Fuß zu gleicher Zeit nach rechts machen.

Üben Sie sich im Schreiben und Zeichnen mit der linken Hand.

Können Sie die unwillkürlichen Muskelbewegungen Ihres Körpers beherrschen, so geben Sie sich alle Mühe, auch etwa vorhandene Leidenschaften, wie Furcht, Haß, Neid, Zorn usw., zu bezwingen.

Entwickeln Sie dann Ihre Phantasie, um recht lebhafte Gedanken ausstrahlen zu können. Stellen Sie eine einfache Zeichnung vor sich auf den Tisch, betrachten Sie diese aufmerksam, schließen Sie dann Ihre Augen und versuchen das Bild sich im Geiste genau und möglichst lebhaft vorzustellen. Später nehmen Sie die Photographie einer bekannten Person oder irgend eine Figur. Zur weiteren Übung können Sie sich irgend eine bekannte abwesende

Person vorstellen. Je deutlicher Ihre Vorstellungen sind, desto besser werden Ihre Versuche ingeistiger Suggestion gelingen.

Da diese Übungen Ihre Aufmerksamkeit sehr in Anspruch nehmen, so sind sie zur Entwicklung einer guten Konzentration sehr zu empfehlen. Übertreiben Sie die Übungen nicht, seien Sie aber auch nicht zu nachlässig.

Gedanken verursachen Schwingungen,

die sich nach allen Richtungen ausbreiten. Da wir fortwährend in einem Meer von Gedankenschwingungen leben, so wurden wir naturgemäß mehr oder weniger gegen diese abgestumpft.

Wenn Sie einen Menschen durch Gedankenwellen beeinflussen wollen, so wird es Ihnen selbstverständlich sein, daß Ihre Gedankenwellen bedeutend stärker als die gewöhnlichen sein müssen; aber nicht nur deren Stärke ist entscheidend für den Erfolg, sondern es muß auch eine mehr oder weniger große Sympathie (Rapport) zwischen Aussender und Empfänger der Gedankenwellen vorhanden sein; die Person muß ferner zur Zeit, wo sie Gedankenwellen empfangen soll, sich in einem passiven (ruhigen, widerstandslosen) Zustand befinden, denn wenn sie anderweitig lebhaft beschäftigt ist, sendet sie selbst starke Gedankenwellen aus, wodurch dann Ihre etwa schwächeren zurückgestoßen werden. Hauptsächlich hängt der Erfolg auch davon ab, was für Gedankenwellen Sie aussenden. Wollen Sie z. B. eine Person durch geistige Suggestion zu etwas zwingen, so würde sie instinktiv fühlen, daß sie gegen ihren Willen beeinflußt würde, und würde unbewußt gegen Ihre Gedankenwellen Widerstand leisten. Die Natur hat den Menschen nicht schutzlos solchen Kräften preisgegeben; denn je mehr eine Person für geistige Beeinflussung empfänglich ist, desto bestimmter wird sie auch das Unangenehme und Schädliche fühlen. Wie in der Hypnose, so wird sie auch hier, wo sie sich im Besitze ihres vollen Bewußtseins befindet, nur sympathische Suggestionen annehmen. Die abgewiesenen aber sind für den Aussender oft sehr schädlich, da sie meistens mit Zorn und Haß vermischt zurückgestoßen werden. So erntet in der Gedankenwelt jeder, was er gesäet hat.

Gedankenwellen, welcher Art sie auch immer sein mögen, verursachen in anderen sensitiven Personen gleichgeartete Schwingungen. Befindet sich zum Beispiel eine Person in trauriger Stimmung (niedrige, langsame Schwingungen), so braucht sie nur in eine heitere Gesellschaft zu gehen und sie wird infolge der höheren und schnelleren Schwingungen, die fortwährend auf sie einwirken, bald fröhlicher werden. Schon W. v. Humboldt erkannte die Wirkung dieser Schwingungen, als er sagte:

„Wenn man einem durchaus reinen und großen Charakter lange zur Seite steht, gehts wie ein Hauch von ihm auf uns über," d. h. die kräftigen und edlen Gedankenwellen, die von einer Person ausgehen, müssen, wenn wir ihr lange genug zur Seite stehen können, in uns die gleichen Schwingungen hervorrufen. Beispiele, wie lebhafte Gedankenwellen andere Personen in der verschiedensten Art beeinflussen, können Sie durch Beobachtung selbst finden.

Kleinere Versuche.

Vor allen Dingen müssen Sie sich die Überzeugung verschaffen, daß auch Sie imstande sind, Ihre Gedanken und Ihren Willen auf andere zu übertragen; zu diesem Zwecke machen Sie folgenden Versuch:

Wählen Sie eine sensitive Person, die sehr leicht hypnotisierbar ist und sich mit Ihnen in gutem Rapport (Sympathie, Zuneigung) befindet. Lassen Sie die Person in einem bequemen Stuhl Platz nehmen und sagen Sie zu ihr: „Schließen Sie Ihre Augen und verhalten Sie sich ganz passiv; wenn Sie sich beruhigt haben, halten Sie mit Ihrer rechten Hand Ihr rechtes Nasenloch zu, atmen während des Versuches ganz langsam und tief nur durch das linke Nasenloch, da diese Atmung sehr beruhigend wirkt, und versuchen dabei an gar nichts zu denken, damit ich Ihnen meine Gedanken leichter eingeben kann. Ich werde mir jetzt eine einfache Zahl von eins bis zehn denken und diese dann auf Sie übertragen. Wenn Sie Ihnen zum Bewußtsein kommt, dann sprechen Sie diese aus, um zu wissen, ob sie mit der von mir gedachten Zahl übereinstimmt. Machen Sie aber nicht den Fehler, sich selbst eine Zahl zu denken, ehe es mir gelungen ist, meine Gedanken auf Sie zu übertragen."

Beobachten Sie nun, daß die Person gleichmäßig durch das linke Nasenloch atmet, und atmen Sie gleichzeitig mit ihr. Dann setzen oder stellen Sie sich vor die Person und nehmen deren linke Hand in Ihre rechte, daß der Zeigefinger Ihrer rechten Hand mit dem vordersten Glied zwischen dem Mittelhandknochen des Mittel- und Goldfingers, Ihr Mittelfinger zwischen den Mittelhandknochen des Gold- und Kleinfingers zu liegen kommt und so den Handrücken anfangs leicht und nach und nach etwas stärker drücken; zu gleicher Zeit aber müssen Sie mit dem rechten Daumen den linken Daumenballen der Person entsprechend stärker oder schwächer drücken. Ihre linke Hand legen Sie der Person so auf den Kopf, daß Sie, während Sie den Druck auf die linke Hand ausüben, zu gleicher Zeit einen entsprechenden Druck von der Stirne bis zur Nasenwurzel ausüben können. Es wird zwar einiger Übung bedürfen, um den Druck exakt und sicher auszuführen.

Abbildung 23.

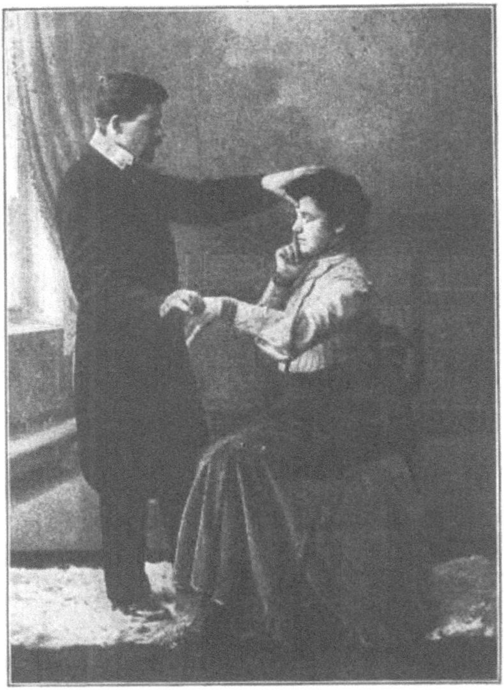

Kleinere Versuche in geistiger Suggestion.

Während Sie die genannten drei Stellen (linker Handrücken, linker Daumenballen und die Stelle 1 cm oberhalb der Nasenwurzel) gleichzeitig erst leicht und nötigenfalls etwas stärker, aber nicht schmerzhaft, drücken, und dabei die Person fixieren, denken Sie recht lebhaft an die von Ihnen gewählte Zahl und haben das intensive Verlangen, diese in Wort und Bild (Form der Zahl) auf die Person zu übertragen. Dadurch entstehen Gedankenwellen, welche, wenn sie stark genug sind, in dem Gehirn der Versuchsperson die gleichen Schwingungen hervorrufen und in ihr den Gedanken und die Form der von Ihnen gedachten Zahl wachrufen. Um sich und die Person nicht zu ermüden, dürfen Sie keinen Versuch länger als 15 Minuten ausdehnen.

Abbildung 24.

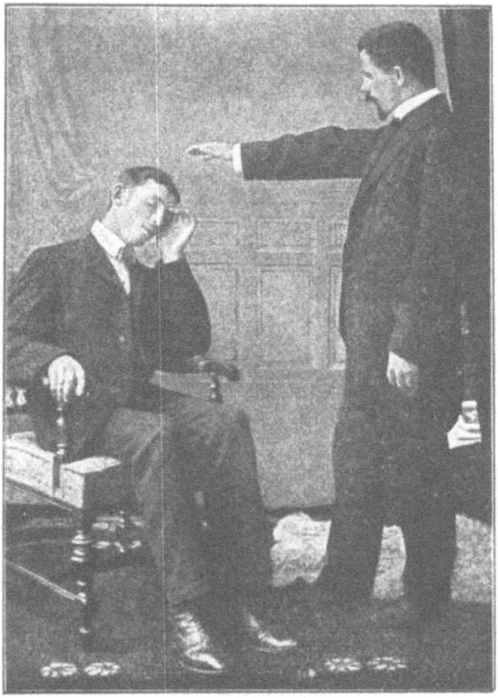

Gute Stellung für kleinere Versuche in geistiger Suggestion.

Probieren Sie erst einfache, dann immer größere Zahlen zu übertragen, da dies eigentümlicherweise leichter vor sich geht. Dann versuchen Sie es mit einfachen Buchstaben, kleineren Wörtern, später aber mit ganzen Sätzen. Erst wenn Sie diese Versuche mit Berührung gut ausführen können, dürfen Sie zu den gleichen ohne Berührung schreiten. (Stellung siehe Abbildung 24.)

Abbildung 25.

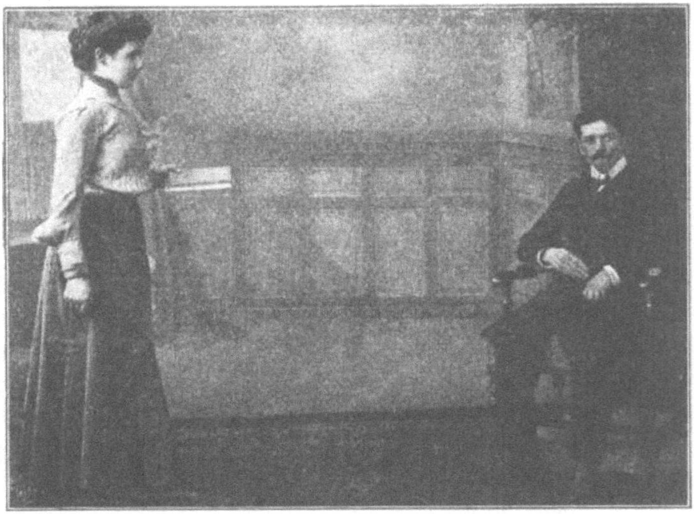

Größere Versuche in geistiger Suggestion. Die Versuchsperson bringt, veranlaßt durch den Willen des Hypnotiseurs, einen von ihm gedachten Gegenstand.

Größere Versuche

sind, wenn die Versuchsperson sich nicht mehr in Ihrer unmittelbaren Nähe (in Ihrem Zimmer) befindet, sondern an irgend einem andern Ort, mithin nicht mehr Ihrem unmittelbaren Einfluß ausgesetzt ist.

Begeben Sie sich in ein ruhiges, ungestörtes Zimmer, setzen Sie sich in einen bequemen Stuhl oder legen Sie sich etwa auf einen Divan; schließen Sie dann Ihre Augen und lassen Ihre Muskeln vollkommen erschlaffen. Nach einigen Minuten denken Sie fest an irgend eine bekannte Person, die sich in gutem Rapport (Sympathie, Zuneigung) mit Ihnen befindet und sich außerhalb Ihres Zimmers aufhält, und suchen Sie diese so deutlich als nur möglich vorzustellen. Dann senden Sie Ihre geistigen Suggestionen aus. Begehen Sie dabei aber nicht den großen Fehler, den fast alle Schüler infolge der in anderen Büchern gegebenen falschen Anleitung machen, die Suggestionen so zu fassen: „Sie müssen dies oder jenes tun!“ Einen Zwang oder Befehl dürfen Sie nie fühlen lassen, da solchen Suggestionen die Person Widerstand entgegensetzen würde; suggerieren Sie vielmehr, daß die Person das Bedürfnis, den Wunsch oder das Verlangen habe, dies oder jenes zu tun, so wird sie der Ansicht sein, sie sei durch ihre eigenen Gedanken veranlaßt, irgend etwas auszuführen. Sie wird infolgedessen ihren Suggestionen nur geringen, oft aber auch, je nach Art der Angelegenheit, ob sympathisch oder bedeutungslos, gar keinen Widerstand leisten. Indem Sie sich im Geiste recht lebhaft vorstellen, wie die Person alles ausführt, was Sie suggerieren, geben Sie folgende oder den Umständen entsprechend ähnliche Suggestionen:

„Sie haben jetzt das Verlangen, zu mir in das Zimmer zu kommen; dieses Verlangen wird immer größer, Sie können nicht mehr widerstehen. Sie sind fest entschlossen, das Bedürfnis, zu mir in das Zimmer zu kommen, zu befriedigen. Nichts kann Sie an Ihrem Entschluß hindern, Sie werden Ihren Entschluß ausführen und zu mir ins Zimmer kommen. Sie verlassen jetzt den Ort, wo Sie sich befinden, denn es drängt Sie, zu mir zu kommen. Sie lassen alles gehen, alle Einwendungen fallen, eilen Sie, nichts kann Sie hindern. Sie haben ein lebhaftes Verlangen, zu mir zu kommen, Sie haben sich entschlossen, diesem Verlangen nachzugeben und so rasch als möglich zu mir zu kommen. Verlassen Sie den Ort, wo Sie sich befinden, und kommen Sie."

Wiederholen Sie diese Suggestionen so lange, bis Sie Erfolg haben; vergessen Sie aber nicht, sich recht deutlich vorzustellen, wie die Person unruhig wird, den Ort, wo sie sich ihrer Ansicht nach befinden könnte, verläßt und zu Ihnen kommt.

Die Person wird manchmal eine Ahnung haben, daß sie

eigentlich nicht ganz freiwillig in Ihr Zimmer gekommen ist, und wird deshalb nach einer Ausrede suchen, um ihr Eintreten als „Zufall“ hinzustellen. Wenn sie diesen Versuch aber öfter wiederholen und dabei suggerieren, daß sie irgend einen Gegenstand mitbringen soll, so werden Sie bei der Verwirklichung Ihres Wunsches einen Zufall kaum mehr annehmen können.

Verraten Sie der Person nicht, daß sie zur Ausführung ihrer Handlung gezwungen wurde, selbst dann nicht, wenn sie behauptet, sie sei beeinflußt gewesen und habe nicht umhin können, zu Ihnen zu kommen; denn sobald sie weiß, daß sie beeinflußt war und nicht ihrem freien Willen folgte, wird sie Ihren nächsten Versuchen ganz energischen Widerstand leisten; ein eventueller Mißerfolg könnte dann leicht Ihr Selbstvertrauen erschüttern.

Sind Ihnen die Versuche mit Personen Ihrer nächsten Umgebung geglückt, so können Sie solche in größerer Entfernung wählen. Anfangs werden Sie das Gelingen solcher Versuche bezweifeln und werden daher Ihre Gedanken auch nur so weit senden können, als Sie es zu können glauben. Setzen Sie aber diese Versuche mit Fleiß und Ausdauer längere Zeit fort, so kommen Sie bald zu der Überzeugung, daß dem Geiste Schranken überhaupt nicht gesetzt sind außer denen, die er sich infolge seines Mangels an Vertrauen in seine Fähigkeiten selbst gesetzt hat.

Bei einigem Nachdenken können Sie die verschiedensten Versuche wählen. Wenn Sie in der Heilkunde geistige Suggestionen anwenden, so müssen Sie sich dabei möglichst deutlich vorstellen können, wie der Kranke sich besser fühlt, wie seine Schmerzen schwinden, sein Aussehen besser wird usw. Beobachten Sie immer die Wirkung Ihrer geistigen Beeinflussung. Unterlassen Sie aber jede Einwirkung, sobald Sie finden, daß die Person aufgeregt wird.

III. Praktischer Teil.

Krankenheilung durch Wachsuggestion.

Das tägliche Leben bietet reichlich Gelegenheit, von der magnetisch-suggestiven Einwirkung praktischen Gebrauch zu machen. Sei es, daß man durch suggestiv wirkende Worte einen Betrübten tröstet, einen Schwachen aufrichtet, einen schlechten Charakter in bessere Bahnen lenkt, einem Verzweifelten neue Hoffnung einflößt oder daß man durch geeignete Einwirkung die Heilbehandlung eines Arztes, die Bemühungen eines Lehrers oder Erziehers unterstützt oder selbständig eine Heilbehandlung unternimmt, wer immer mit der magnetisch-suggestiven Einwirkung vertraut ist, kann durch geeignete Anwendung unendlich viel Gutes stiften. Nur von diesem Gedanken ausgehend sollten alle meine so erfolgreichen Leser das Studium der Suggestion und des Hypnotismus beginnen. Es liegt mir ferne, den experimentellen Teil dieser

Wissenschaften zu verwerfen, wie so viele tun, besonders Unkundige oder solche, die die Weisheit gepachtet zu haben glauben. Da es nur auf dem Wege des Experiments möglich ist, in diese Wissenschaften einzudringen und sie voll und ganz zu bemeistern, muß der große Wert des Experimentierens erkannt und geschätzt werden. Die Experimente sind unerläßlich zur Entwicklung der Fähigkeit, richtige und wirksame Suggestionen zu geben, und können zur Belehrung über die Eigenheiten der „Psyche" des Menschen sehr dienlich sein. Niemals aber möchte ich die hier gezeigten Experimente als leichtsinnige Spielerei betrachtet wissen. Der Haupt- und Endzweck des Studiums sei stets der Gebrauch dieser Wissenschaften zu guten, besonders aber zu Heil- und Erziehungszwecken.

Der Gebrauch der magnetisch-suggestiven Einwirkung zu Heil- und Erziehungszwecken setzt gewisse Kenntnisse voraus, die ich dem geschätzten Leser erst im zweiten Bande (Hauptkursus) übermitteln kann. Hier kann nur die Behandlung einiger Krankheitsfälle durch magnetische Einwirkung in Verbindung mit Wachsuggestion in Betracht kommen.

Allgemeine Behandlung.

Manchem meiner geschätzten Leser würde sich gewiß sehr oft die Gelegenheit bieten, die Behandlung eines

Patienten zu übernehmen, wenn er imstande wäre, eine richtige Diagnose zu stellen, d. h. die Krankheit richtig zu erkennen. In solchen Fällen soll der Laie die Behandlung nicht selbständig übernehmen, sondern auf Unterstützung der ärztlichen Heilbehandlung bedacht sein. Die Kenntnis und der Gebrauch dieser Wissenschaften stiftet ungeahnten Segen. Es ist bei der magnetisch-suggestiven Einwirkung eine genaue Krankheitserkennung keine so unerläßliche Bedingung, wie bei der Verordnung von Medikamenten, eine sachgemäße Allgemeinbehandlung wird stets gute Dienste leisten. Man verfahre in folgender Weise:

Wenn irgend möglich, setze oder lege man den Patienten so, daß dessen Rücken bzw. Kopf nach Norden, das Gesicht dagegen, bzw. die Füße nach Süden gerichtet sind.

Nehmen wir nun an, der Patient sei nicht zu schwer krank und sitze vor Ihnen auf dem Stuhle, das Gesicht nach Süden gerichtet. Zuerst machen Sie ihn mit Hilfe einer vertraulichen Besprechung auf die verschiedenen Möglichkeiten der magnetisch-suggestiven Einwirkung aufmerksam und erklären ihm, daß Sie den festen Willen hätten, ihm zu helfen, im Falle er mit Ihrer Behandlungsweise einverstanden sei. Nachdem der Patient seine Zustimmung gegeben und Sie sich überzeugt haben, daß er keine Befürchtungen hegt, reiben Sie Ihre Handflächen rasch gegeneinander, bis sie gut warm geworden sind, dann

Abbildung 26.

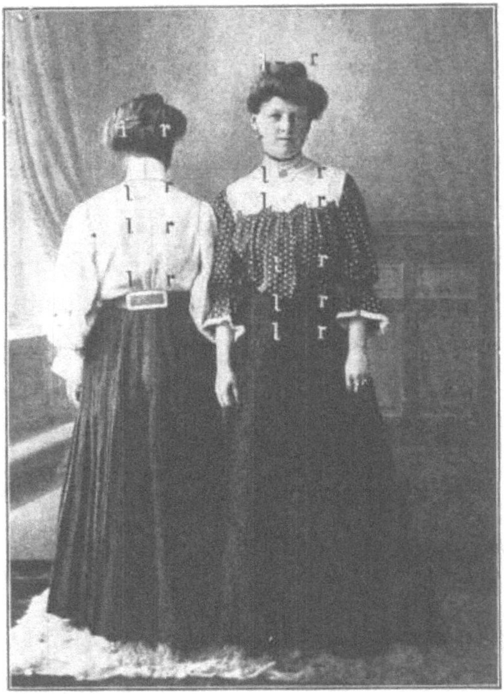

Allgemeine Behandlung. Die Buchstaben „l“ und „r“ zeigen die Stellen, auf welche bei allgemeiner Behandlung besonders eingewirkt werden soll. „r“ zeigt, daß auf diese Stelle die rechte Hand und „l“ zeigt, daß hier die linke Hand aufzulegen ist.

stellen Sie sich auf die linke Seite des Patienten und stellen den Rapport (harmonische Verbindung der Nervenkräfte) in der Weise her, daß Sie Ihre rechte Hand auf den Hinterkopf, die linke dagegen auf die Stirne des Patienten legen (siehe Abbildung 27). Veranlassen Sie nun den Patienten, die Augen zu schließen und auf die Gefühle, die sich infolge der magnetischen Einwirkung einstellen werden, zu achten. Wenn Sie eine gute magnetische Kraft besitzen und der Patient genügend sensitiv ist, werden sich, je nach Art der Krankheit verschiedene Gefühle einstellen, deren nähere Beschreibung im zweiten Bande dieses Werkes (Hauptkursus) zu finden ist. Nach zirka 1-3 Minuten nehmen Sie Ihre Hände vom Kopfe des Patienten weg und legen Ihre linke Hand auf die Herzgegend, die rechte gegenüber auf den Rücken. Nach einigen Minuten legen Sie Ihre linke Hand auf den Unterleib (Nabelgegend), die rechte dagegen auf den Rücken (Nierengegend). Hernach stellen oder setzen Sie sich hinter den Patienten und legen Ihre beiden Hände auf dessen Nierengegend (rechte Hand linke Niere, linke Hand rechte Niere; bei Hochsensitiven umgekehrt). Dann stellen oder setzen Sie sich vor den Patienten und legen Ihre rechte Hand auf dessen Magen, die linke auf die Lebergegend. Das Auflegen der Hände kann auf allen erwähnten Stellen, je nachdem der Patient sich dabei wohl fühlt und durch Ihre Einwirkung angenehme Empfindungen bewirkt werden, je 1-5 Minuten dauern. Hat man in der gezeigten Weise stärkend auf die wichtigsten Organe eingewirkt, so müssen noch zirka 20 bis 100 magnetische Striche vom Kopfe nach den Füßen des Patienten gemacht werden. Das Händeauflegen und Streichen muß stets in heilender Absicht geschehen, d. h. Sie müssen von dem intensiven Verlangen beseelt sein, dem Kranken zu helfen; der Patient dagegen soll mit möglichstem Vertrauen seine Heilung erwarten. Damit soll aber nicht die Anschauung erweckt werden, als müsse der Patient an eine Heilwirkung, wie bei Sympathiekuren glauben; der Glaube macht nur empfänglicher, ist aber nicht Bedingung. Sorgen Sie stets dafür, daß der Kranke während der ganzen Behandlungsdauer seine Augen geschlossen hält und sich in Gedanken nur mit seiner bevorstehenden Heilung beschäftigt.

Um diese rein magnetische Einwirkung mit der suggestiven zu verbinden, geben Sie entweder in Gedanken oder mündlich ungefähr folgende

Suggestionen, während Sie Ihre Hände aus den Kopf des Patienten legen:

„Sie fühlen, wie eine äußerst wohltuende Wärme von meinen Händen auf Sie übergeht. — Dieses angenehme Gefühl verbreitet sich über Ihren ganzen Körper und bewirkt eine frohe, hoffnungsvolle Gemütsstimmung und erhöhtes körperliches Wohlbefinden. — Ihr Kopf wird jetzt freier, Sie fühlen, daß Ihre Kopfnerven gekräftigt werden. — Ihr Auge wird klarer, ein Zeichen der reinigenden, harmonisierenden und milden Heilwirkung des magnetischen Stromes. — Ein leises angenehmes Strömen durchwogt Ihr ganzes Nervensystem und bewirkt, daß neue Hoffnung und Lebensfreude Ihr Gemüt erfüllt. — Diese Behandlung wird noch lange nachwirken und ein noch größeres Wohlbefinden verursachen. — Alle Disharmonie, alle Störungen, alle Krankheit muß vor den magnetischen Strahlen schwinden wie der Schnee vor den Strahlen der Sonne. — Sie werden sich bald besser fühlen." —

Suggestionen, während Sie Ihre Hände auf Brust und Rücken des Patienten legen:

„Ein angenehmer, heilender und stärkender Strom verbreitet sich über Brust und Rücken. — Sie fühlen, wie dieser wohltätige Strom Ihren ganzen Körper durchdringt und ungemein heilend wirkt; sein Einfluß auf die inneren Organe macht sich deutlich bemerkbar. — Das Herz wird ruhiger, wie ein Balsam fließt der magnetische Strom durch Ihre Nerven, über Herz und Lungen. — Das Atmen wird leichter, tiefer und regelmäßiger. — Sie fühlen sich bedeutend besser. — Ihr Wohlbefinden ist in stetem Zunehmen begriffen. — Haben Sie Vertrauen und Hoffnung, bald wird die Krankheit gebrochen sein und mit der beginnenden Gesundheit wird auch eine frohe

Gemütsstimmung und neue Lebens- und Schaffensfreude bei Ihnen einkehren.“ —

Suggestionen, während Sie Ihre Hände auf den Leib und die Nieren des Patienten legen.

„Immer mehr verbreitet sich das Gefühl angenehmer und gesundheitsbringender Wärme über Ihren Körper. — Die Stockungen lösen sich, die Zirkulation wird besser und die Ausscheidung wird ebenfalls neu angeregt. — Schlechte und unbrauchbare Stoffe werden infolge der erneuten Tätigkeit der Unterleibsorgane und Nieren fortgeschafft. — Bald werden Sie eine bedeutende Erleichterung wahrnehmen und diese Beobachtung wird in Ihnen eine freudige und hoffnungsvolle Gemütsstimmung wachrufen. — Der magnetische Strom stellt die Harmonie Ihres Körpers wieder her, der Stoffwechsel wird mächtig angeregt und bald wird an Stelle der Krankheit ein bisher unbekanntes Gefühl der Kraft und Gesundheit treten.“ —

Suggestionen, während Sie Ihre Hände auf die Magen- und Lebergegend des Patienten legen.

„Ihr Magen wird durch diese Einwirkung bedeutend gebessert, Appetit und Verdauung werden mächtig angeregt, Ihr Körper wird infolge der besseren Ernährung kräftiger und widerstandsfähiger. — In der Lebergegend macht sich ein angenehmes Gefühl bemerkbar. — Das ganze Unterleibssystem wird von angenehmer, gesundheitsspendender Wärme durchströmt. — Sie fühlen sich besser, Ihr Leiden muß immer mehr verschwinden. — Bald werden sie ganz gesund sein.“ —

Lassen Sie den Patienten nach dieser Allgemeinbehandlung noch eine Zeitlang ruhen und halten Sie sowohl während als auch nach der erfolgten Behandlung Neugierige fern. Dulden Sie während der Behandlung nur eine oder zwei sympathische Personen als Zeugen.

Eine Wiederholung dieser Behandlung darf erst am nächsten Tage stattfinden. Man hüte sich vor Übertreibungen. Handelt es sich um fieberhafte Zustände, so muß statt Wärme eine angenehme, erfrischende Kälte und eine allgemeine Beruhigung suggeriert werden.

Wie man Kopfschmerzen heilt.

Die Ursachen der Kopfschmerzen sind sehr verschieden und es ist auf dieselben stets entsprechende Rücksicht zu nehmen. Die Methode der magnetisch-suggestiven Einwirkung ist bei allen Arten vorkommender Kopfschmerzen ziemlich die gleiche, man hat nur darauf zu achten, daß bei heißem Kopfe der Einfluß kühlend und beruhigend wirkt, bei kaltem Kopfe dagegen erwärmend und kräftigend ist.

Lassen Sie den Patienten so auf einen Stuhl sich setzen, daß dessen Gesicht nach Süden gerichtet ist. Stellen Sie sich dann auf die linke Seite des Patienten und legen Sie ihm Ihre rechte Handfläche auf den Hinterkopf, die linke aber gegenüber auf die Stirne (siehe Abbildung 27). Wird das Auflegen Ihrer Hände als wohltuend und schmerzstillend empfunden, dann verbleiben Sie in dieser Stellung zirka 1-5 Minuten oder, wenn es der Patient wünscht, etwas länger. Ist der Kopf des Patienten heiß, so erweisen Sie ihm eine große Wohltat, wenn Sie Ihre Hände in kühles Essigwasser (ein Teil Essig, drei Teile Wasser) stecken und dann, ohne sie abzutrocknen, dem Patienten auflegen. Sobald Ihre Hände warm und trocken werden, sind sie wieder anzufeuchten. Auf diese Weise können Sie die Hitze förmlich herausziehen. Nachdem Sie durch Halten des Kopfes den Rapport hergestellt haben, stellen Sie sich vor den Patienten und machen, im Falle sein Kopf sich kühl anfühlt, recht langsame magnetische Striche; fühlt sich der Kopf des Patienten heiß an, dann befeuchten Sie Ihre Hände mit Essigwasser und stellen sich vor den Patienten, wie Abbildung 28 zeigt, halten Ihre Hände über dessen Kopf, wobei Sie Ihre Finger etwas auseinanderstrecken und entfernen dann Ihre Hände in der Pfeilrichtung nach oben und seitwärts in der Weise, als wollten Sie mit unsichtbarer Macht die Schmerzen aus dem Kopfe herausziehen und fortnehmen. Je nachdem sich der Patient dabei wohl fühlt, können Sie diese Manipulationen

Abbildung 27.

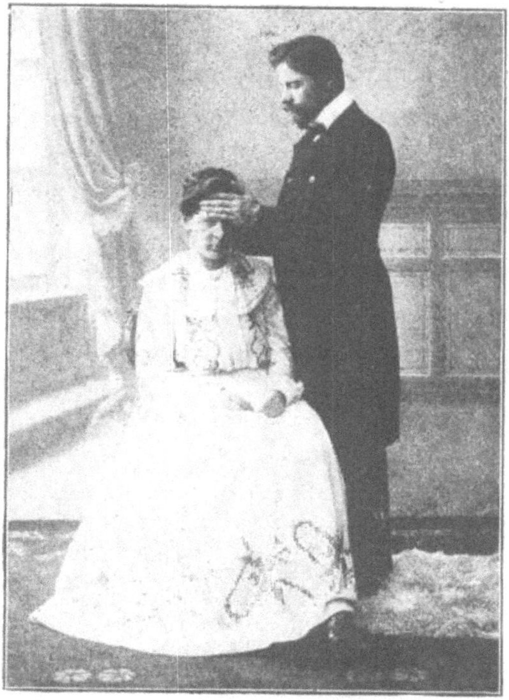

Wie man den Rapport herstellt.

zirka 5 Minuten lang ausführen. Hernach machen Sie noch zirka 100 rasche magnetische Streichungen vom Kopf zu den Füßen und geben während der Behandlung ungefähr folgende

Suggestionen:

„Sie fühlen den wohltuenden magnetischen Einfluß immer stärker. — Ihre Schmerzen lassen nach und werden bald gänzlich verschwinden. — Sie fühlen sich besser. — Ihr Kopf wird freier. — Der wohltuende und heilende Einfluß macht sich immer deutlicher bemerkbar. — Sie fühlen sich immer besser. — Bald werden Sie ganz gesund sein. — Da diese Behandlung noch lange nachwirkt und

Abbildung 28.

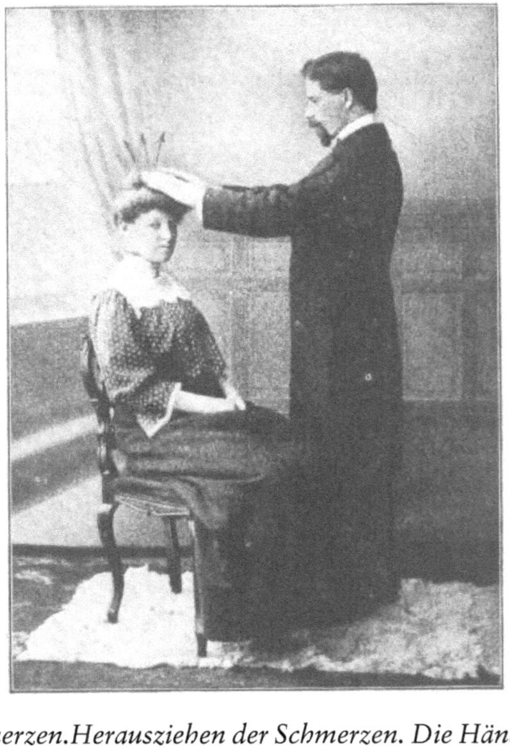

Kopfschmerzen.Herausziehen der Schmerzen. Die Hände werden in der Absicht, die Schmerzen herauszuziehen, der Pfeilrichtung entsprechend hochgezogen und dann abgeschüttelt.

die Ursachen Ihres Leidens gründlich beseitigen wird, müssen auch bald dessen Symptome dauernd schwinden. — usw."

Nach erfolgter Behandlung lasse man den Patienten zirka 5—15 Minuten ruhen. Diese Behandlung kann unter Umständen täglich zweimal erfolgen, doch darf die Behandlungsdauer von 15—20 Minuten nicht überschritten werden. Bei besonders empfänglichen Personen und nicht zu sehr eingewurzeltem Leiden wird nur selten eine zweite Behandlung nötig sein. Sind kalte Füße oder schlechte Verdauung Begleiterscheinungen bzw. Ursachen der Kopfschmerzen, dann hat man auf die entsprechenden Organe resp. Körperteile schon vor der eigentlichen Behandlung der Kopfschmerzen durch Handauflegen und Streichungen einzuwirken.

Wie man Rheumatismus behandelt.

Rheumatismus erfordert hauptsächlich eine kräftige Einwirkung (außer bei entzündlichen Zuständen) durch Auflegen der durch Gegeneinanderreiben der Hände erwärmten Handflächen auf die schmerzhaften Stellen. Auch das Anhauchen des leidenden Teiles und Einhüllen desselben in magnetisierte Watte ist sehr dienlich. Nach genügend starker Durchwärmung kann eine leichte Massage des leidenden Teiles vorgenommen werden. Wie die Streichungen auszuführen sind, zeigt Abbildung 29.

Der Gebrauch des unter Zahnschmerzen beschriebenen Senfbades während der Behandlung ist sehr zu empfehlen. Während der Behandlung gebe man ungefähr folgende

Suggestionen:

„Sie fühlen, wie eine angenehme, äußerst wohltuende und schmerzstillende Wärme von meinen Händen ausgeht und Ihren Körper durchströmt. — Diese Wärme hat die Eigenschaft, die in Ihrem Blute befindlichen harnsauren Salze, die die Ursache Ihrer Schmerzen sind, aufzulösen

Abbildung 29.

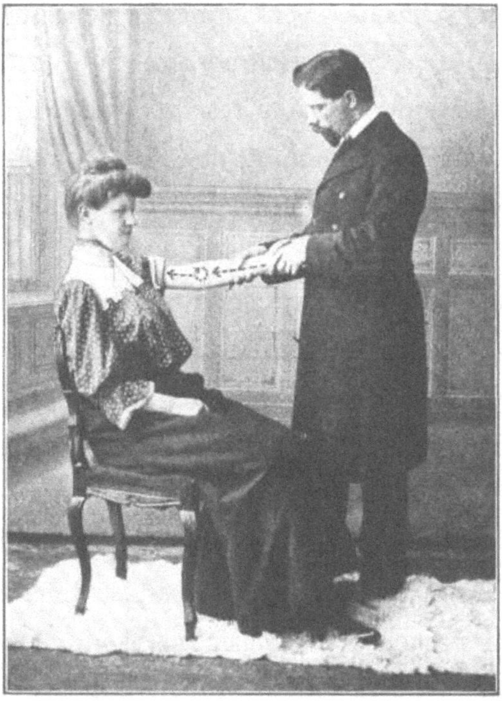

Massage des Armes bei Rheumatismus.

und zur Ausscheidung zu bringen. — Je mehr die von meinen Händen ausströmende Wärme auf Sie einwirkt, desto energischer geht die Auflösung und Ausscheidung vor sich, was das Schwinden Ihrer Schmerzen und vollständige Heilung zur Folge haben muß. — Sie fühlen sich bereits leichter — Ihre Schmerzen schwinden immer mehr — bald werden sie gänzlich verschwunden sein und Sie werden wieder in den Besitz Ihrer früheren Gesundheit und frohen Gemütsstimmung gelangen — usw."

Nach der Behandlung lassen Sie den Patienten noch etwas ruhen und magnetisieren während dieser Zeit eine Flanelldecke oder etwas chemisch reine Watte (die Stoffe werden erst mit den Händen gut durchwärmt, dann angehaucht und zum Schlusse werden zirka 30—50 magnetische Striche darüber gemacht), hüllen diese Stoffe in Seide oder ähnliches, damit sie der Patient, im Falle noch irgendwelche Schmerzanfälle eintreten sollten, auf die leidende Stelle legen kann. Man achte jedoch darauf, daß diese Stoffe nicht von dritten Personen unnötig berührt werden, um ein Unwirksamwerden der Stoffe durch Ableitung zu verhindern.

Wie man Zahnschmerzen beseitigt.

Zur Beseitigung von Zahnschmerzen verfahren Sie in folgender Weise: Lassen Sie den Patienten auf einem

Stuhl Platz nehmen und sagen Sie ihm, daß Sie ihm helfen werden. Wenn möglich, geben Sie dem Patienten ein warmes Fußbad, in welches Sie 1—2 Hände voll Senfmehl geben (weiß oder gelb). Hat nun der Patient seine Füße im Bade, dann legen Sie Ihre Hand an die leidende Stelle und geben, indem Sie dem Patienten fest und ruhig in die Augen blicken, ungefähr folgende

Suggestionen:

„Haben Sie volles Vertrauen zu mir, ich will Ihnen helfen. Denken Sie jetzt fest an das, was ich Ihnen nun sagen werde und lassen sie keinen anderen Gedanken auf-kommen. Je mehr Sie mit Ihren Gedanken bei der Sache sind, desto deutlicher werden Sie fühlen, wie das, was ich Ihnen suggeriere, eintritt." Jetzt stellen Sie sich vor den Patienten und machen magnetische Streichungen vom Kopf nach den Füßen, wobei Sie den festen Willen haben, dem Patienten zu helfen. Die Streichungen sind solange zu wiederholen, bis die Schmerzen nachgelassen haben. Gleichzeitig suggerieren Sie weiter: „Sie werden jetzt immer deutlicher fühlen, wie das Blut abgeleitet wird. Je mehr das Blut zu den Füßen strömt, desto mehr werden Ihre Schmerzen nachlassen, um in kurzer Zeit gänzlich zu verschwinden. Schließen Sie jetzt Ihre Augen, dann können Sie den Vorgang deutlich wahrnehmen. Sie fühlen sich leichter, Ihre Schmerzen lassen nach. — Ihre

Schmerzen schwinden immer mehr. — Sie werden bald keine Schmerzen mehr haben. — Jetzt sind Ihre Schmerzen ganz verschwunden, Sie haben keine Schmerzen mehr, Sie fühlen sich ganz wohl."

Abbildung 30.

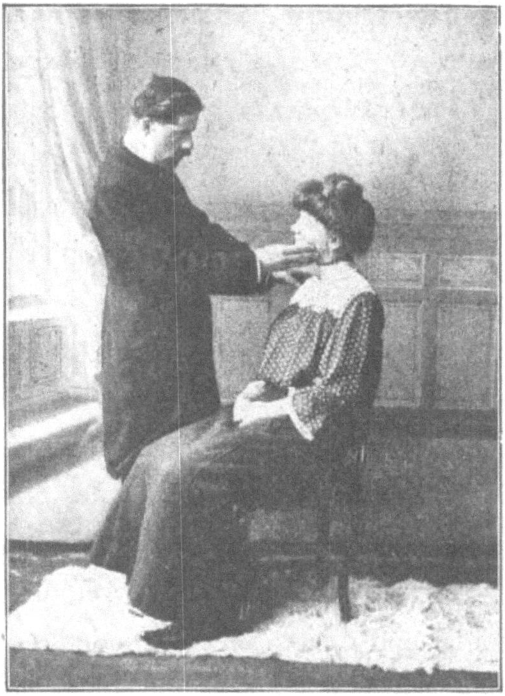

Zahnschmerzen. Gute Stellung, um das Schwinden der Zahnschmerzen zu suggerieren.

Selten wird es nötig sein, vorstehende Suggestionen öfter als ein- bis zweimal zu wiederholen. Lassen Sie den Patienten nie länger als zirka 3—5 Minuten im Fußbade und lassen sie dessen Füße gut abreiben, wenn Sie es nicht selbst vornehmen. Wenn Sie nicht in der Lage sind, ein Fußbad zu geben, dann suggerieren Sie in der gezeigten Weise und bemühen sich, durch Streichungen die Schmerzen abzuleiten. Darreichung einer Flüssigkeit, z. B. magnetisiertes Wasser (kalt oder lau, je nachdem es besser ertragen wird), zwecks Ausspülung der Mundhöhle in Verbindung mit der überzeugenden Suggestion, daß hierdurch eine Schmerzstillung bzw. Heilung erzielt wird, ist in allen Fällen sehr dienlich.

Wie man Verstopfung kuriert.

Nehmen Sie ein Glas mit zirka einem halben Liter Wasser und magnetisieren Sie es mit der linken Hand in der bereits gezeigten Weise. Dabei müssen Sie fest wollen, daß es den Stuhl des Patienten lindern und auf die Verdauung und das Allgemeinbefinden des Kranken einen wohltätigen Einfluß ausüben möge. Sagen Sie dann dem Patienten, daß ihm das magnetische Wasser sehr gute Dienste leisten und ihm helfen werde und er stündlich einen kräftigen Schluck davon nehmen solle. Hierauf veranlassen Sie den Patienten, zu trinken, und legen ihm dann

Ihre beiden Hände auf den Leib. Von Zeit zu Zeit machen sie Kreisbewegungen und geben dem Patienten ungefähr folgende

Suggestionen:

„Ich werde mich jetzt bemühen, Ihre Darm- und Verdauungstätigkeit zu regulieren. Schließen Sie jetzt Ihre Augen und achten Sie mit aller Ihnen zu Gebote stehenden Aufmerksamkeit auf das, was nun infolge meiner Einwirkung eintreten wird. Sie fühlen bereits, wie eine wohltuende Wärme von meinen Händen auf Sie übergeht. Diese Wärme ist in stetem Zunehmen begriffen und verbreitet sich über Ihren ganzen Unterleib, überall auflösend, heilend und stärkend wirkend. Eine erneute Tätigkeit macht sich in ihrem Leibe fühlbar, die Ursachen Ihres Leidens werden bald behoben sein, Sie fühlen sich besser. Sie fühlen, wie es nun in Ihrem Körper zu arbeiten beginnt und bald werden Sie einen normalen Stuhl haben usw."

Dieses Verfahren ist bei empfänglichen Personen so wirksam, daß Sie das Eintreten des Stuhles auf die Minute festsetzen können.

———————

Ich glaube, Ihnen wenigstens eine Grundidee des Gebrauches der Wachsuggestion zu Heilzwecken gegeben zu haben und erwarte, daß Sie von dem Gelernten zu Ihrem eignen Wohle und dem Ihrer Mitmenschen recht oft und erfolgreich Gebrauch machen. Was ich Ihnen bisher gezeigt habe, ist nur ein kleiner Teil dessen, was Ihnen durch meinen ebenfalls im Verlage von Max Spohr (Inh. Ferd. Spohr) in Leipzig erschienenen zweiten Band (Hauptkursus) gelehrt wird. In der freudigen Erwartung, Sie noch weiter in diese Wissenschaften einführen zu können, wünsche ich Ihnen von Herzen recht viel Glück und Erfolg.

Sehr geehrte Damen und Herren,

im Original folgt hier die Verlagswerbung des damaligen Verlages Max Spohr, natürlich für den Hauptkursus. Da dieser auch als Reprint noch in den nächsten drei Monaten erscheinen soll übernehmen wir diese Werbung und fügen die neuen ISBN Nummern ein, so das Sie die Titel im deutschen Buchhandel jederzeit bestellen können. Auch weitere Titel zu Hypnose und ähnliches sind bei uns als Reprints geplant. Schauen Sie einfach auf www.oldtimertools-verlag.de um sich über unser aktuelles Verlagsprogramm zu informieren.

Ihr Oldtimertools-Verlag

Da vorliegender erster Teil trotz seiner Reichhaltigkeit nur als Vorbereitung zu gelten hat, sei jedem Leser, der in die ganze Wissenschaft des Hypnotismus eindringen will, das Studium des in bezug auf Reichhaltigkeit, Verständlichkeit, Zuverlässigkeit und Illustration einzig dastehenden zweiten Bandes (Hauptkursus) in seinem eigenen Interesse dringend ans Herz gelegt.
Hunderte von Lesern erklären in freiwilligen, begeisterten Anerkennungsschreiben, den Hauptkursus als das reichhaltigste, interessanteste, verständlichste, beste und preiswürdigste Werk, das sie bisher kennen gelernt haben. Nachstehend Titel und

einiges aus dem reichen Inhalt:

Vollständiger Lehrkurs des

Hypnotisimus

in allen seinen Phasen und verwandten Erscheinungen,

Hauptkursus.

Dargestellt in ganz eigenartigen, unbedingt faßlichen und zuverlässigen Lektionen, Methoden und Belehrungen nach dem Ergebnis jahrelanger Erfahrungen auf dem Gebiete des Unterrichtswesens im Hypnotismus usw.

Allgemein verständlich bearbeitet von

Hans Ertl, Psychologe.

Enthaltend: Über 100 hochinteressante Szenen und 41 vorzügliche photographische Abbildungen. Ferner: Äußerst wertvolle und bewährte Methoden zur Erzeugung des hypnotischen und magnetischen Schlafes, desgleichen solche über Levitation, Hinduhypnotismus (indischer Hypnotismus), Hellsehen. Die genaue Beschreibung zur Behandlung zahlreicher Krankheiten, erprobte Anleitung über die Beseitigung übler Angewohnheiten; Entwicklung geistiger Fähigkeiten durch „Magnetisch-Suggestive Einwirkungen", magnetische Massage. Selbstbehandlung durch Auto-(Selbst)suggestion mit sehr praktischen und wirksamen Suggestionsformeln. Persönlicher Magnetismus usw.

Reprint der 2. verbesserte Auflage.

978-3-98979-196-1 Hauptkursus Softcover
978-3-98979-197-8 Hauptkursus Hardcover

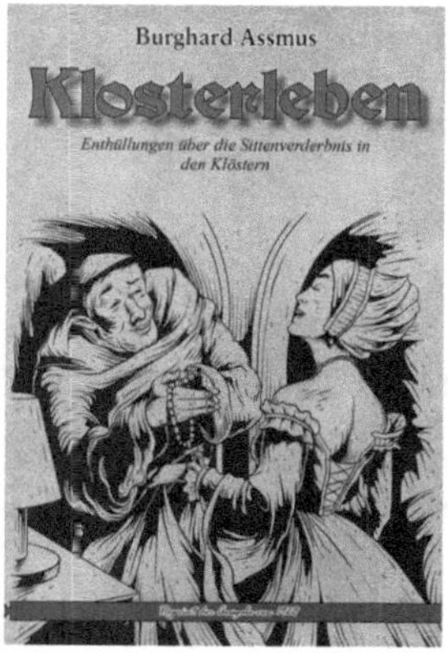

Burghard Assmus

Klosterleben

Enthüllungen über die Sittenverderbnis in den Klöstern

Reprint der Auflage von 1928

Aus dem Inhalt:

Entwicklung des Mönchswesens und der Sittenverfall der Klöster. — Naturgeschichte der Bettelmönche. Ihre Vorspiegeleien und ihr verderblicher Einfluß auf die Weiber. — Buhlereien und Unzucht der Mönche. Der Abt im Schlafrock mit seinen drei Weibern. — Mönchsfreuden während des Karnevals. Der Kapuziner als Stellvertreter des Ehemanns. — Unzüchtige Streiche der Mönche auf ihren Bettelfahrten; ihre Völlerei und die Saufgelage zur Fastenzeit. — Pater Ambrosius und die unfruchtbaren Weiber. Die Hosen des heiligen Antonius. — Leiden und Freuden der Nonnen.

978-3-98979-093-3 Softcover
978-3-98979-094-0 Hardcover

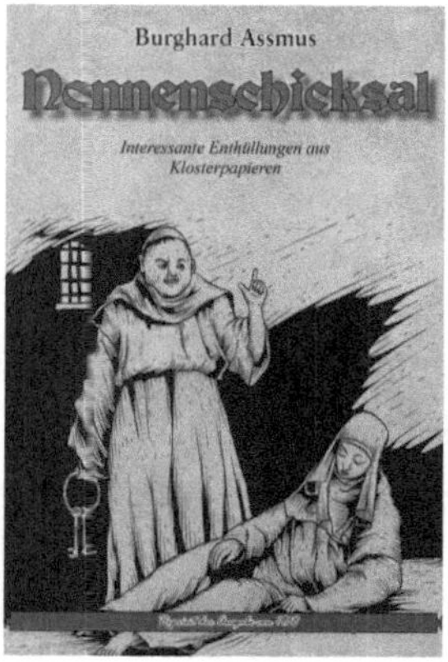

Burghard Assmus

Nonnenschicksal

Interessante Enthüllungen aus Klosterpapieren

Reprint der Auflage von 1938

Aus dem Inhalt:

Vorbildung für das Kloster und der Heiratsantrag. - Die Einkleidung. Das Noviziat und die Professe. - Die Betten der Nonnen und die Bußübungen am entblößten Körper. - Der verliebte Beichtvater und das Rutenpeitschen. - Die Ränke des Paters Olympius und Magdalenas Qualen. - Die missglückte Flucht und der Franziskanermönch. Die Schrecken des Kerkers. - Schwester Magdalena und ihr Befreier. - Die Untersuchung und die Pilgerfahrt nach Loretto.

978-3-98979-118-3 Softcover
978-3-98979-119-0 Hardcover

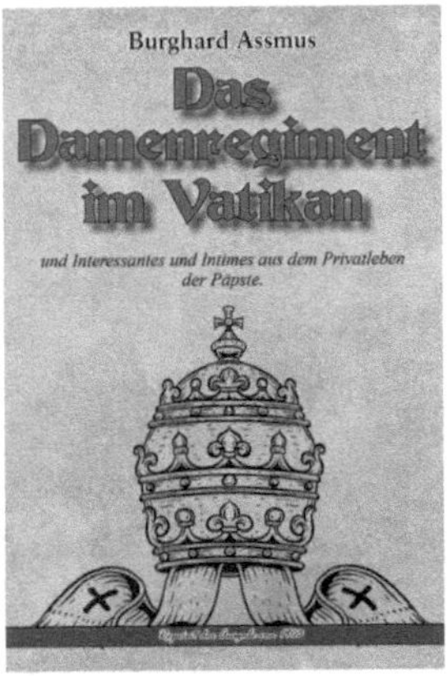

Burghard Assmus

Damenregiment im Vatikan.

Intimes aus dem Privatleben der Päpste

Reprint der Auflage von 1903

Der Verfasser schildert darin mit lebhaften Farben das ränkische Leben und Treiben am Hofe zur Zeit seiner tiefsten Erniedrigung. Das Buch bietet eine überaus fesselnde Lektüre, die jedem Gebildeten angelegentlicht empfohlen werden kann. (Original Buchwerbung von 1903)

978-3-98979-120-6 Softcover
978-3-98979-121-3 Hardcover

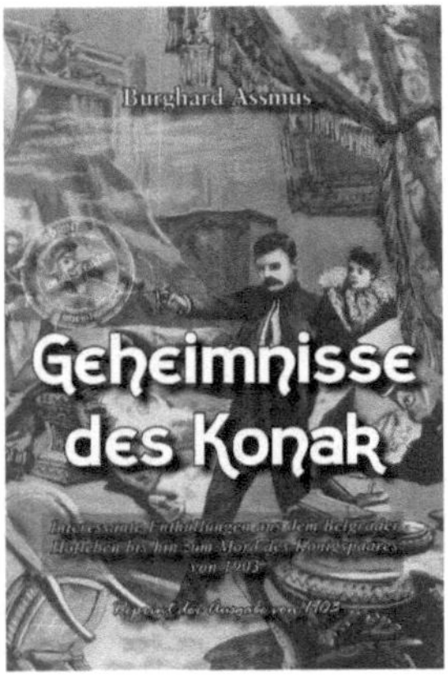

Burghard Assmus

Geheimnisse des Konak

Interessante Enthüllungen aus dem Belgrader Hofleben bis hin zum Mord des Königspaares von 1903 Mit gewohnter Meisterschaft werden von dem Verfasser in diesen Bande die Vorgeschichte bis hin zum verhängnisvollen Drama des Königsmordes im Konak am 11. Juni 1903 dargestellt. Auch sind besonders die ehrgeizigen Ränke und umtriebe einer Draga Maschin und Natalie in das richtige Licht gestellt worden. (Aus orignal Werbung)

978-3-98979-128-2 Softcover
978-3-98979-129-9 Hardcover

Burghard Assmus

Eine gekrönte Messaline

Interessante Enthüllungen aus dem Liebesleben der Katharina die Große

Zarin von Russland

Reprint der Ausgabe von 1905

978-3-98979-122-0 Softcover
978-3-98979-122-0 Hardcover

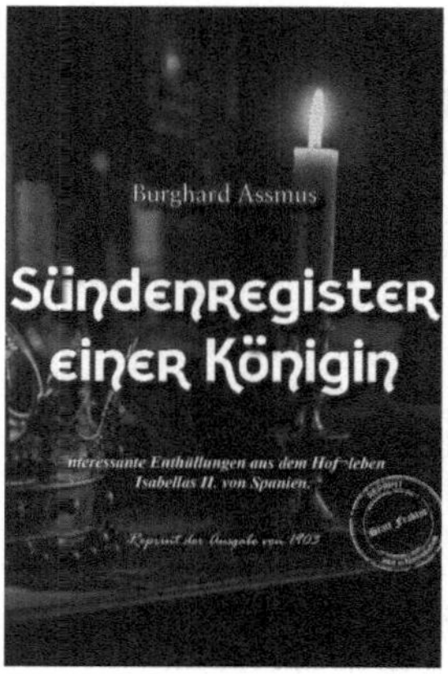

Burghard Assmus

Sündenregister einer Königin.

Über das Hof- und Liebesleben von Isabellas II. von Spanien, Zitat aus dem Werk: „Von dem Tage ihrer Mündigkeitserklärung an, also seit ihrem dreizehnten Jahre, ist sie niemals ohne Liebhaber gewesen, und die Zahl derselben ist mit der Zeit zu einer so stattlichen Höhe angewachsen, dass sie sich darin getrost mit Katharina II. von Russland messen kann, die bekanntlich in dieser Hinsicht ganz ausserordentlich exzellierte.“ Spannendes Hintergrundwissen, wie es am Spanischen Hofe zuging.

Reprint der Auflage von 1904.

978-3-98979-192-3 Softcover
978-3-98979-193-0 Hardcover

Burghard Assmus

Ein kaiserlicher Don Juan

Interessante Enthüllungen aus dem Liebesleben Napoleons III.

Reprint der Ausgabe von 1902

978-3-98979-124-4 Softcover
978-3-98979-125-1 Hardcover

Burghard Assmus

König „Lustigs“ galante Abenteuer

Interessante Enthüllungen aus dem Hofleben in Kassel des Königreiches Westphalen

Reprint der Ausgabe von 1902

978-3-98979-126-8 Softcover
978-3-98979-127-5 Hardcover

Burghard Assmus

Die Perle im Diwan

Ein Sittenroman aus der Berliner Gesellschaft

Reprint der Ausgabe von 1938

978-3-98979-130-5 Softcover
978-3-98979-131-2 Hardcover

Burghard Assmus

Jugendsünden

Ein Sittenroman aus der Berliner Gesellschaft

Reprint der Ausgabe von 1905

978-3-98979-132-9 Softcover
978-3-98979-133-6 Hardcover

Burghard Assmus

Berliner Dirnen

Interessante Enthüllungen aus dem Jenseits der Moral Nach d. Aufzeichngn des verstorbenen Polizei-Direktors Stieber

Reprint der Ausgabe von 1910

978-3-98979-134-3 Softcover
978-3-98979-135-0 Hardcover

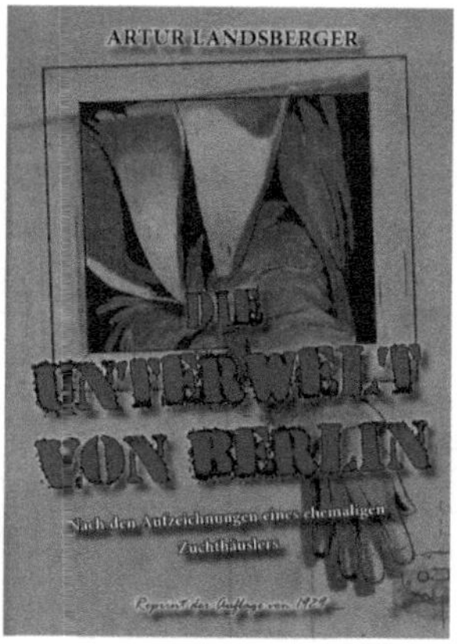

Die Unterwelt von Berlin

Artur Hermann Landsberger, geboren 1876 in Berlin und gestorben 1933, war ein herausragender deutscher Romanschriftsteller seiner Zeit, der für seine scharfsinnige Gesellschaftskritik bekannt war. Er erlangte große Popularität, wurde jedoch auch wegen seiner scharfen Kritik verfolgt. Einige Stimmen bezeichneten ihn sogar als "Presseberater" für die berüchtigten Ringvereine jener Zeit, die als Verbrechersyndikate bekannt waren.

978-3-98979-154-1 Softcover
978-3-98979-155-8 Hardcover

• •

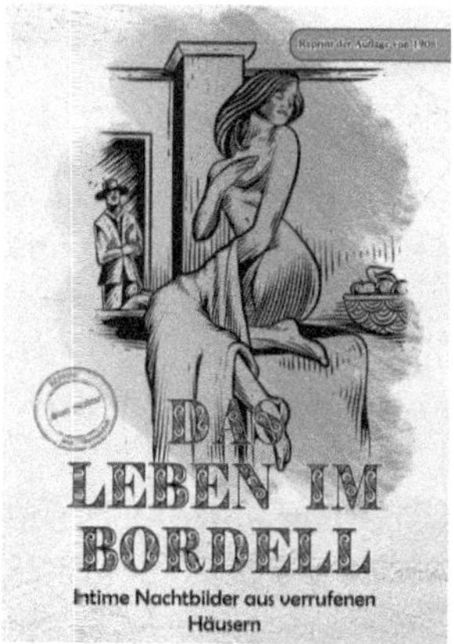

Nimrod (wahrscheinlich ein Pseudonym von B. Assmus)

Das Leben im Bordell.

Intime Nachtbilder aus verrufenen Häusern,

Reprint der Ausgabe von ca. 1905

Das Umfeld und das Leben in einem Bordell um 1900 werden in diesem Sachbuch anschaulich in Form eines Milieu-Romans präsentiert. Der damalige Autor zeigt umfassendes Sach- und Hintergrundwissen. Aufgrund der Gesetze von damals wurde dieser Roman nur an ein ausgewähltes Publikum verteilt und war kaum im normalen Buchhandel erhältlich. Die aktuelle Ausgabe wurde um 10 Zeichnungen sowie zusätzlichen Coverbild erweitert. Jetzt in Neusatz, Normalschrift, statt Fraktur.

978-3-98979-136-7 Softcover
978-3-98979-137-4 Hardcover

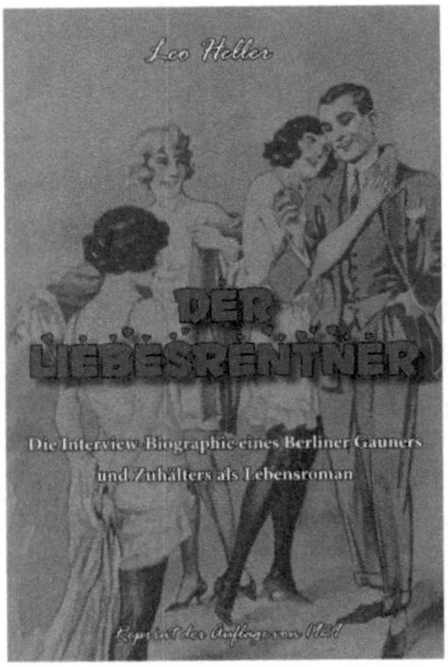

Der Liebesrentner

Die Interview-Biografie eines Berliner Gauners und Zuhälters als Lebensroman von Leo Heller (1876–1941), einem österreichischen Kriminalautor, der als Journalist beim Berliner 8 Uhr-Abendblatt tätig war, bildet das Herzstück dieses Werkes. Heller widmete sich intensiv den sozialen Schichten der Großstädte, den kriminellen Ereignissen und dem Berliner Dirnentum. Sein Debütbuch erschien im Jahr 1902 und erfreute sich in entsprechenden Kreisen großer Beliebtheit.

In dieser Erzählung führt Heller ein fesselndes Interview mit einem Gauner und Zuhälter, der die Leser mitnimmt in die turbulenten goldenen Zwanzigerjahre und das aufregende Treiben im Berliner Milieu und auf den Straßen. Der Leser erfährt hautnah, wie die Dirnen und Zuhälter damals lebten, wie der Gauner Einbrüche und Betrügereien verübte und wie das Leben hinter Gittern aussah. Zudem gibt es Einblicke in seinen Weg in das Milieu und die Art und Weise, wie seine Familie ihn behandelte. Hier werden authentische Insider-Eindrücke aus dem damaligen Berliner Milieu, dem Dirnentum und dem Gaunerwesen vermittelt, die den Leser in eine faszinierende Welt eintauchen lassen.

978-3-98979-152-7 Softcover
978-3-98979-153-4 Hardcover

• •

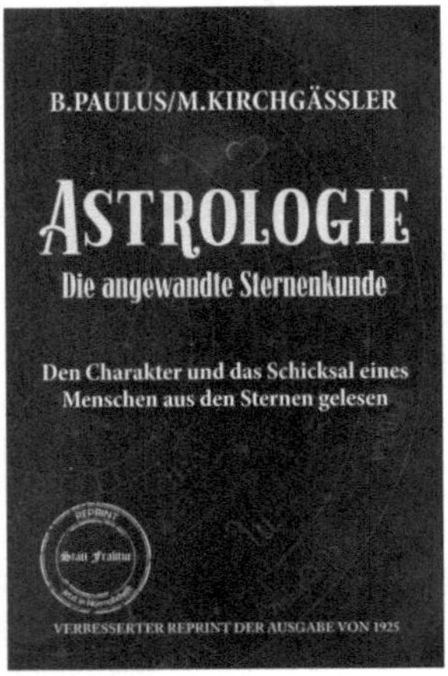

Astrologie Die angewandte Sternenkunde

Den Charakter und das Schicksal eines Menschen aus den Sternen gelesen VERBESSERTER REPRINT DER AUSGABE VON 1925 von Paulus, Babette & Kirchgässler, Michael

978-3-98979-017-9 Softcover
978-3-98979-018-6 Hardcover

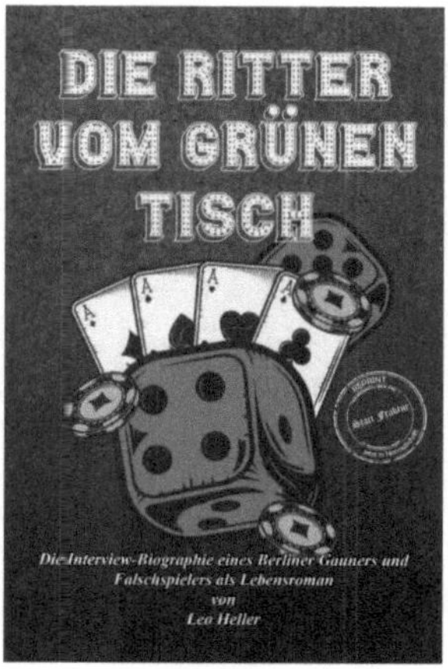

Die Ritter vom grünen Tisch

Die Interview-Biographie eines Berliner Gauners und Falschspielers als Lebensroman von Leo Heller (1876–1941) verfasst, einem österreichischen Kriminalautor und ehemaligen Journalisten beim Berliner 8 Uhr-Abendblatt, steht im Fokus dieses Werkes. Heller war bekannt für seine intensive Beschäftigung mit den sozialen Schichten der Großstädte, den kriminellen Ereignissen und dem Berliner Dirnentum. Sein Erstlingswerk wurde 1902 veröffentlicht und erlangte in einschlägigen Kreisen große Beliebtheit.

In diesem packenden Roman führt Heller ein aufschlussreiches Interview mit einem Falschspieler, das die Leser in die turbulenten goldenen Zwanzigerjahre und die Welt der Berliner Spielklubs entführt. Dabei wird deutlich, wie diese Falschspieler und Klubs die Menschen ausnutzten, während ein Insider brisante Einblicke in die dunklen Machenschaften gewährt und die Tricks hinter und vor den Kulissen enthüllt.

978-3-98979-156-5 Softcover
978-3-98979-157-2 Hardcover

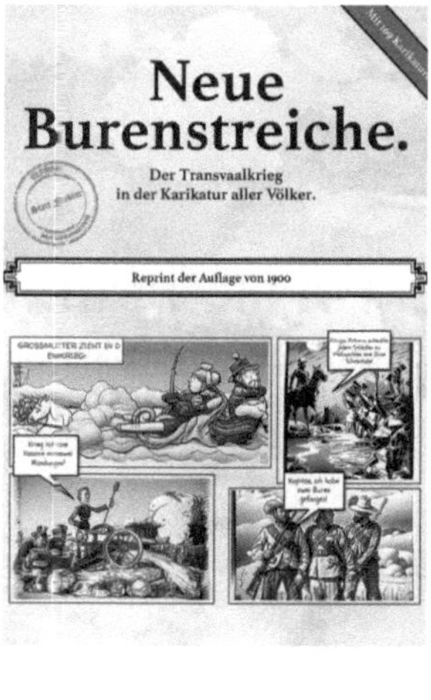

Wulff, Dr. L.

Neue Burenstreiche

Der Transvaalkrieg in der Karikatur aller Völker

Reprint der Auflage von 1900

978-3-98979-059-9 Softcover
978-3-98979-060-5 Hardcover

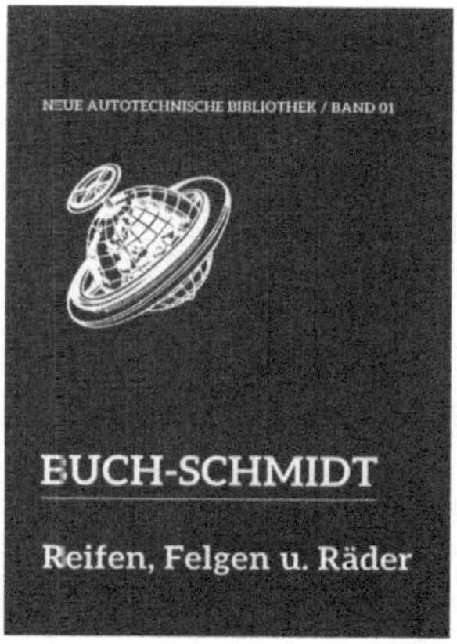

Buch, Max / Schmidt, Richard

Reifen, Felgen und Räder

Reprint der 3. völlig neubearbeiteten Auflage von 1929
Mit 88 Textabbildungen und 18 Tafeln

978-3-98979-000-1 Softcover
978-3-98979-095-7 Hardcover

• •

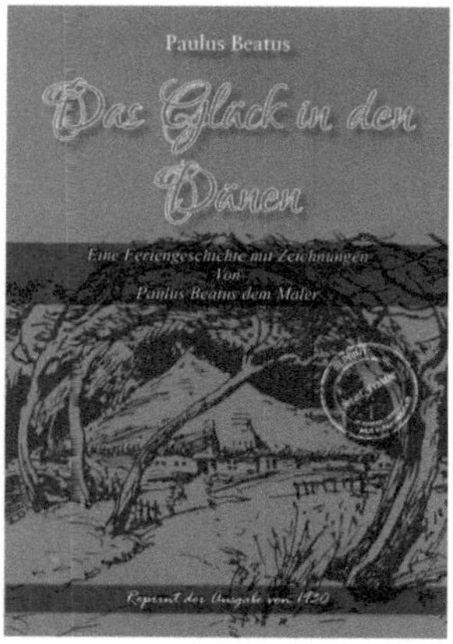

Paulus Beatus der Maler

Das Glück in den Dünen

Der Dichter Georg Irrgang schrieb über dieses Buch: „Das Durchlesen der Novelle von Paulus Beatus hat mir viel Freude bereitet, jene Freude, die Empfindungen beim Anblick der Wunder der Natur und bei erhabenen Kunstschöpfungen auslösen.

Reprint der Auflage von 1930

978-3-98979-174-9 Softcover
978-3-98979-175-6 Hardcover

• •

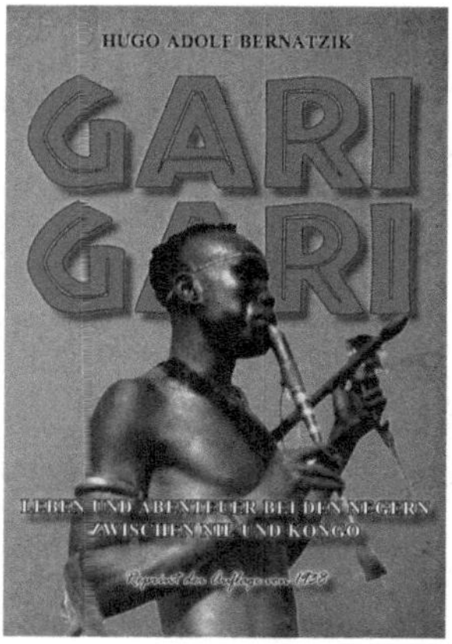

Bernatzik, Hugo: Adolf

GARI-GARI

LEBEN UND ABENTEUER BEI DEN NEGERN ZWISCHEN NIL UND KONGO

Reprint der Auflage von 1938

978-3-98979-051-3 Softcover
978-3-98979-052-0 Hardcover

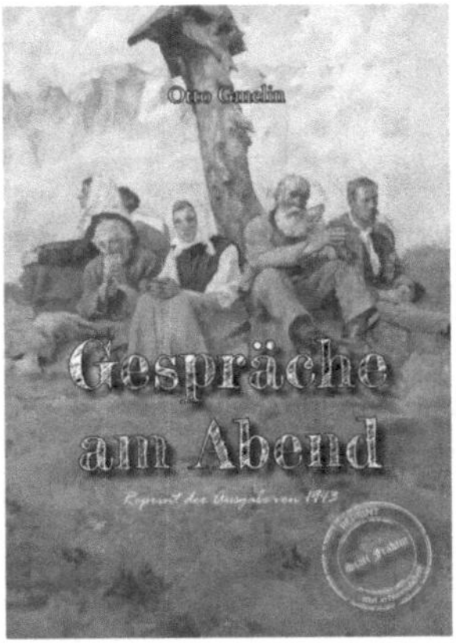

Otto Gmelin

Gespräche am Abend

Aus den Tagebuch des Andreas Thorstetten

Die Erstveröffentlichung seiner Erzählung „Gespräche am Abend“ war 1941, kurz nach Gmelin's Tod. Es ist ein Bekenntnis zu den ewigen Gründen des menschlichen Lebens.

Reprint der Auflage von 1943

978-3-98979-184-8 Softcover
978-3-98979-185-5 Hardcover

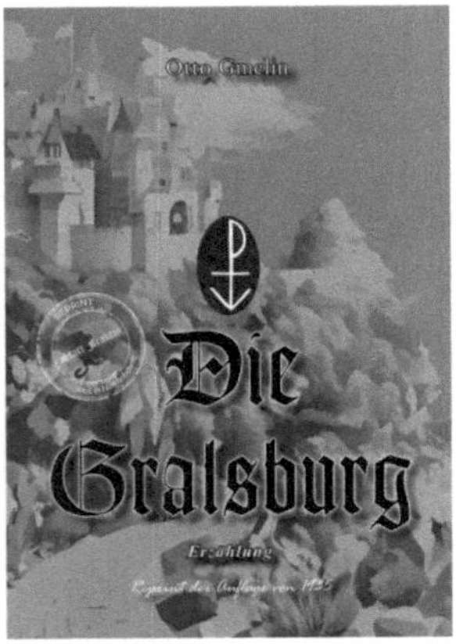

Otto Gmelin

Die Gralsburg

Ein Soldat wird schwer verletzt, landet in einer mystischen Welt, die ihn auf seine Zukunft vorbereitet.

Reprint der Auflage von 1935

-3-98979-180-0 Softcover
978-3-98979-181-7 Hardcover

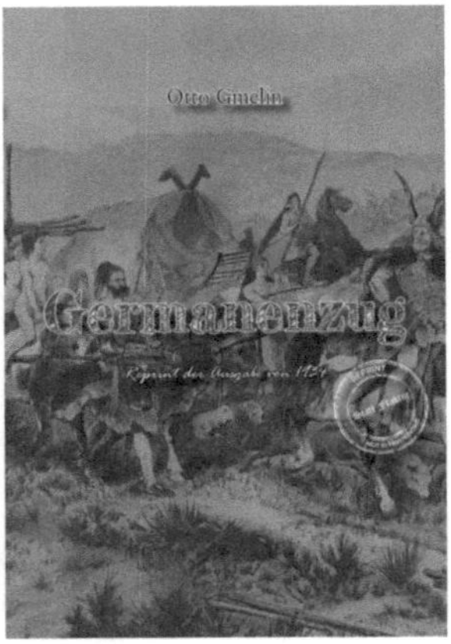

Otto Gmelin

Germanenzug

Der Einbruch der Goten in Byzanz

Reprint der Auflage von 1934

978-3-98979-182-4 Softcover
978-3-98979-183-1 Hardcover

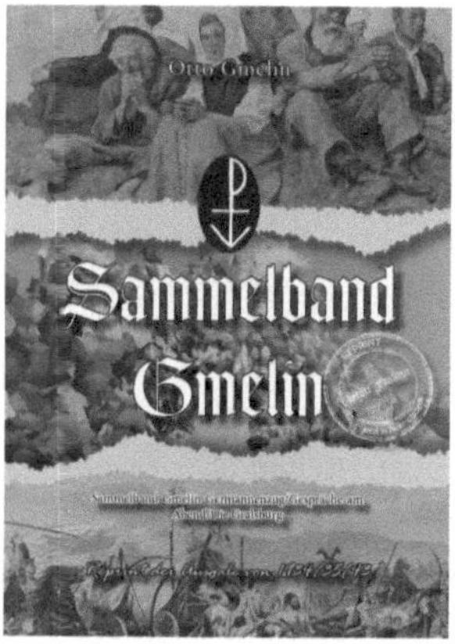

Otto Gmelin

Sammelband 1

Enthält Germanenzug + Gespräche am Abend + Die Gralsburg in einen Band

978-3-98979-186-2 Softcover
978-3-98979-187-9 Hardcover

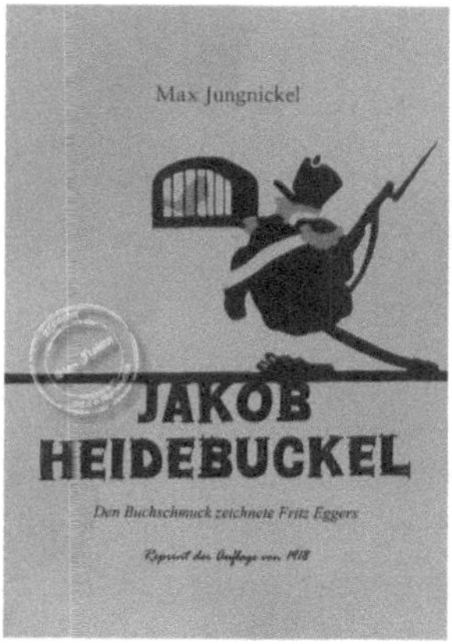

Max Jungnickel

Jakob Heidebuckel

Eine typische Jungnickel`sche Erzählung: Der 14-jährige Jakob Heidebuckel … auf Wanderschaft … erinnert an Eichendorffs „Taugenichts", aber in Jungnickels Stil

Reprint der Auflage von 1918

978-3-98979-188-6 Softcover
978-3-98979-189-3 Hardcover

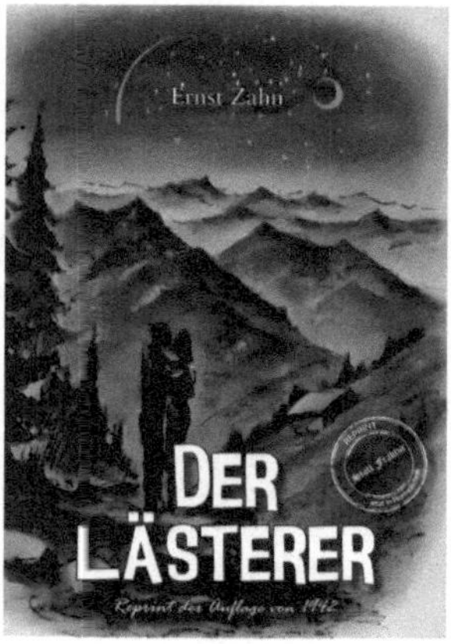

Ernst Zahn

Der Lästerer

Mit seinen herben, ausgeprägten Charakteren der Schweizer Bergwelt erfreut uns hier der „Volkserzähler".
Erstmals erschienen 1908

Reprint der Auflage von 1942

978-3-98979-176-3 Softcover
978-3-98979-177-0 Hardcover

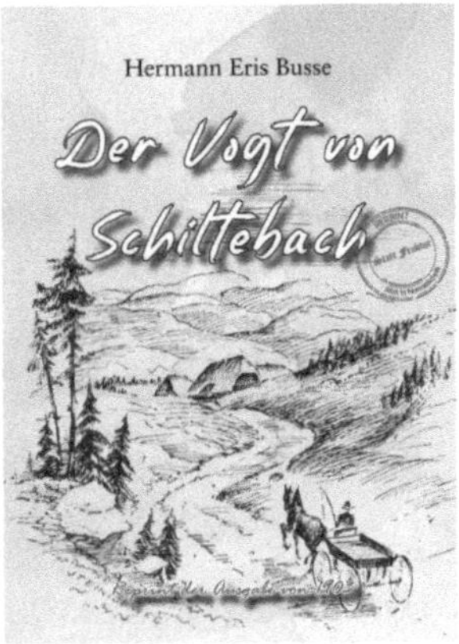

Hermann Eris Busse

Der Vogt von Schiltebach

Hermann Eris Busse der unbestrittenen Repräsentant des oberrheinischen Bauernromanes. … der „Vogt von Schiltebach“ (fünf gekürzte Kapitel aus dem ersten Teil der Schwarzwaldroman-Trilogie) entstiegen.

Reprint der Auflage von 1942

978-3-98979-178-7 Softcovcer
978-3-98979-179-4 Hardcover

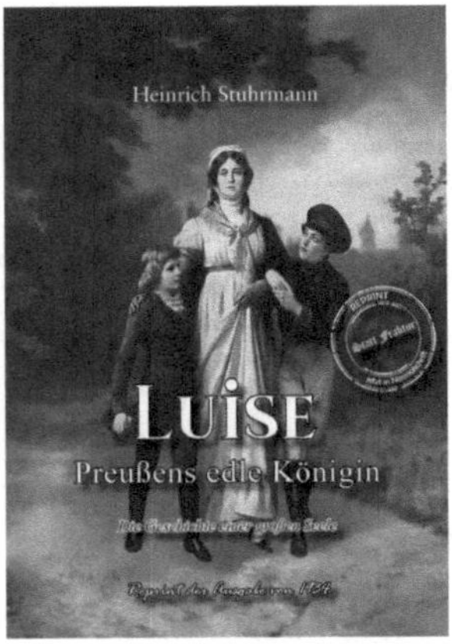

Heinrich Stuhrmann

Luise, Preussens edle Königin

Dieser Titel soll als wissenschaftliches und dokumentarisches Forschungswerk dienen und ist im Sprachstil seiner Epoche verfaßt. Dies ist die Lebensgeschichte der edlen preußischen Königin, einer großen Seele. In welcher der Opferspruch des deutschen Dichters der Gegenwart in verzehrender heiliger Lohe brannte: „Du sollst leben, Land; wir vergehn!“ Statt Fraktur jetzt in Normalschrift!

Reprint der Auflage von 1933

978-3-98979-190-9 Softcover
978-3-98979-191-6 Hardcover

Zaire Tuma

Geheimnisse der Wahrsagekunst

Lehrbuch der verschiedenen Methoden des Kartenschlagens, Sibyllen-Weisheit, Prophezeiungen aus Hand, Mund, Auge , Nase etc. nebst Glückstabellen, Sterndeutekunst, Glücks- und Unglückstage. Jetzt in Normalschrift statt Fraktur.

Reprint der Auflage von 1914

978-3-98979-021-6 Softcover
978-3-98979-022-3 Hardcover

• •

Großes vollständiges Punktierbuch

nebst Wahrsagekunst Frage und Antwortspiel, Zeichensprache etc. etc.

Reprint der Ausgabe von ca. 1902

978-3-98979-023-0 Softcover
978-3-98979-024-7 Hardcover

• •

Artur Gotthelff

Lehrbuch der Wahrsagekunst aus den Planeten (Astrologie)

Ein leichtverständliche, kurzgefasste Anleitung zur Ausübung der Astrologie, womit jedermann Gelegenheit geboten ist, sich sein Horoskop (seine Zukunft) sofort selbst zu stellen. Wie alle Werke bei uns in Neusatz, statt Fraktur in Normalschrift.

Reprint der Auflage von 1914

978-3-98979-029-2 Softcover
978-3-98979-030-8 Hardcover

• •

Pferderennen , Totalisator und Wetten

Reprint der Ausgabe von ca. 1914

978-3-98979-033-9 Softcover
978-3-98979-034-6 Hardcover

Felix Gewinner

Wie gewinne ich in der Lotterie und im Lottospiel

Ein Lehrbuch der geheimen Gesetze im Spielglück

Reprint der Ausgabe von 1922

978-3-98979-238-8 Softcover
978-3-98979-239-5 Hardcover

• •

Nostradamus

Neues vollständiges und größtes Ägyptisches Traumbuch oder Wahrhafte Auslegung aller Träume

Deutung der Träume nach den himmlischen Zeichen, das Lotteriespiel oder das Geheimnis des italienischen Würfelspiels, das Kartenschlagen mit deutschen und franz. Karten

Mit vielen Abbildungen

Reprint der Ausgabe von ca. 1892

978-3-98979-057-5 Softcover
978-3-98979-058-2 Hardcover

• •

Reinhold Gerling

Der Spiritismus und seine Phänomene

Aus dem Inhalt: Die Entwicklung des modernen Spiritismus, Entlarvte Medien, Wissenschaftliche Grundlagen des Spiritismus und Die „Wahrheiten" des Spiritismus

Mit 11 Illustrationen.

Reprint der Ausgabe von 1919

978-3-98979-198-5 Softcover
978-3-98979-199-2 Hardcover

Die Bücher der Wunder und Geheimen Wissenschaften

Reinhold Weise

Jedermann sofort Hypnotiseur!

Bd. 1

Reprint der Ausgabe von ca. 1908

978-3-98979-240-1 Softcover
978-3-98979-241-8 Hardcover

Reinhold Weise

Der gewandte Spiritist

Aus dem Inhalt: Spiritist. Zirkel, Tischrücken, Medium, Trance, Geisterseher Gespenstererscheinungen, Experimental-Spiritismus

Bd. 2

Reprint der Ausgabe von ca. 1908

978-3-98979-055-1 Softcover
978-3-98979-056-8 Hardcover

Reprint der Okkultistischen Bibliothek (ca. 1904)

Offenbarung der

Wunder und Geheimnisse

aller Zeiten

Auf Grund alter Überlieferungen und der neuesten Forschungen
Bearbeitet von

J. Körman-Alzech

Band I. Der Hypnotismus als Schlüssel des Okkultismus und Magismus. Die Suggestion. Posthypnose. Interessante Sitzungen. Halluzinationen. Mesmerismus. Hypnogene Hilfsmittel.

978-3-98979-228-9 Bd.1 Softcover
978-3-98979-229-6 Bd.1 Hardcover

Band II. Die schwarze und weiße Magie. Die Kabbala. Die ägyptischen Mysterien. Das Hexenwesen. Berühmte Magier. Faust's Leben, Höllenfahrt und Höllenzwang. Indische Wunder. Die Fakire

978-3-98979-031-5 Bd. 2 Softcover
978-3-98979-032-2 Bd. 2 Hardcover

Band III. Das Hellsehen. Die Seherin von Prevorst. Wahr- und Warnträume. Wahrsagen. Orakel. Gottesurteile. Wasser- und Feuerproben. Nekromantie. Astrologie. Künstliche Erzeugung bestimmter Träume.

978-3-98979-230-2 Bd.3 Softcover
978-3-98979-231-9 Bd.3 Hardcover

Band IV. Telepathie. Fernsehen, Fernwirken. Gedankenübertragung. Gedankenlesen. Cumberland. Die Svengalis. Doppelgänger.

Gespenster lebender Personen. Das zweite Gesicht.

978-3-98979-232-6 Bd.4 Softcover
978-3-98979-233-3 Bd.4 Hardcover

Band V. Die Wunder des Spiritismus. Tischrücken. Klopflaute. Geisterschrift. Errichtung spiritistischer Zirkel. Sprechen in fremden Zungen. Verkehr mit den Abgeschiedenen. Geistererscheinungen. Die weiße Dame.

978-3-98979-234-0 Bd.5 Softcover
978-3-98979-235-7 Bd.5 Hardcover

Band VI. Magnetismus. Wie wird man Magnetiseur? Magnetische Wunder. Das Od., Sensitive Menschen. Sympathetische Heilkunde. Die große Mosesbibel. Cagliostro. Erlangung höchster Macht, Glückseligkeit, Weisheit; Vollbringung von Wundertaten.

"978-3-98979-236-4 Bd.6 Softcover
"978-3-98979-237-1 Bd.6 Hardcover

FSC
www.fsc.org
MIX
Papier | Fördert gute Waldnutzung
FSC® C083411

Kolibri 360 GmbH
Ferdinand-Jühlke-Straße 7
99095 Erfurt, Deutschland
produktsicherheit@kolibri360.de